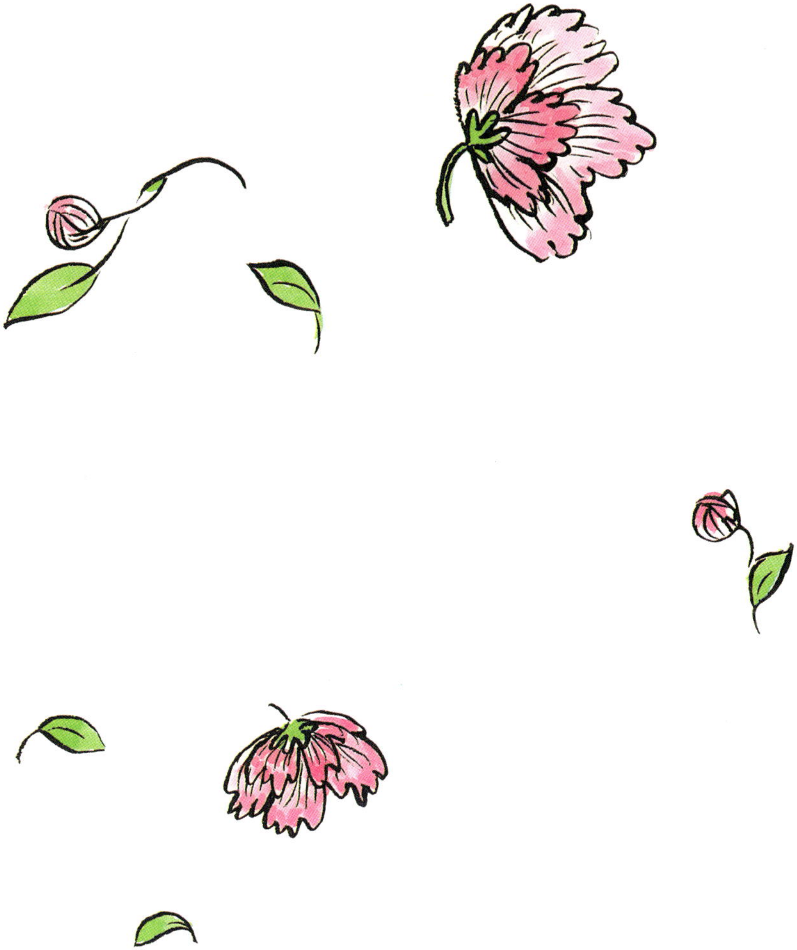

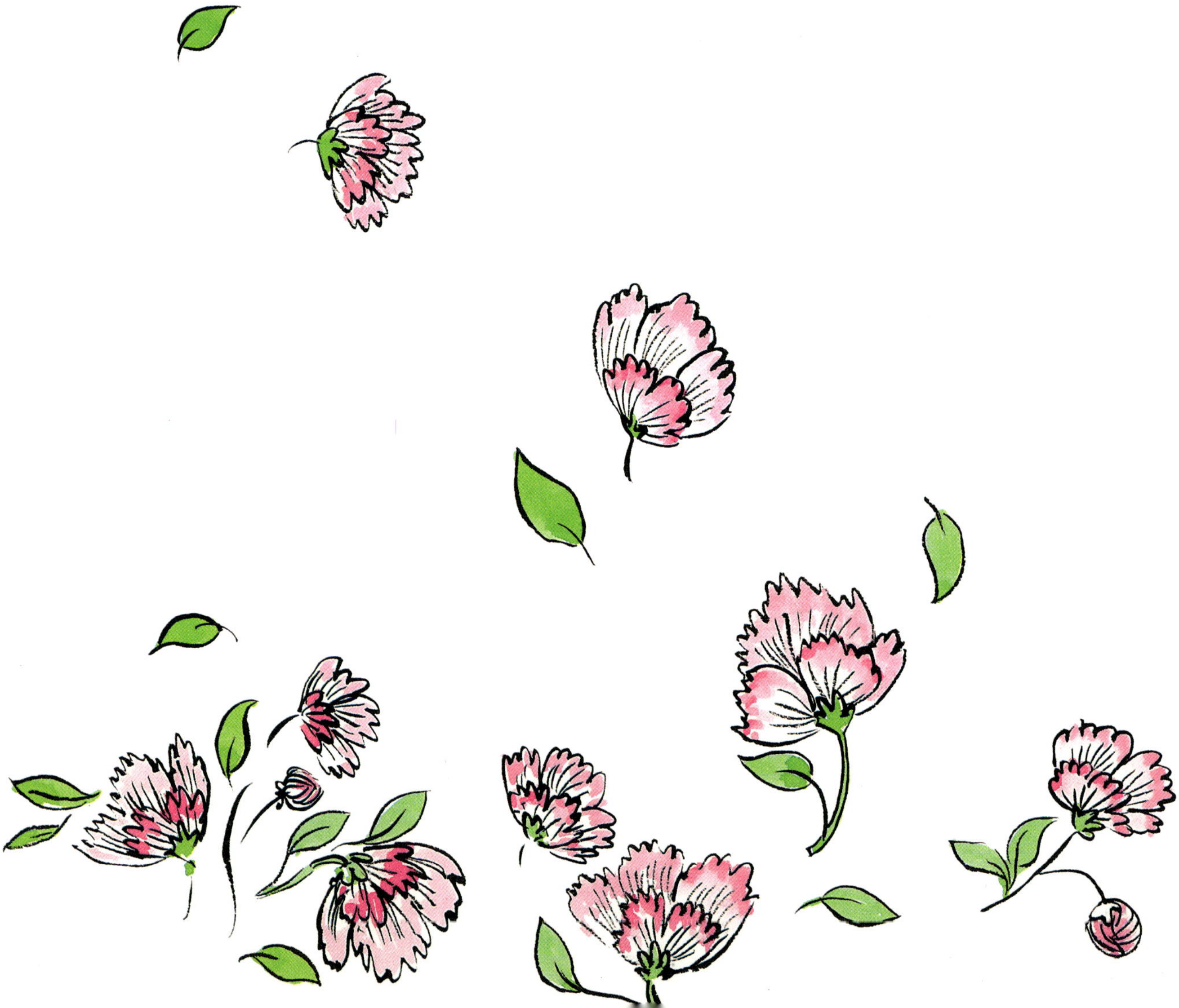

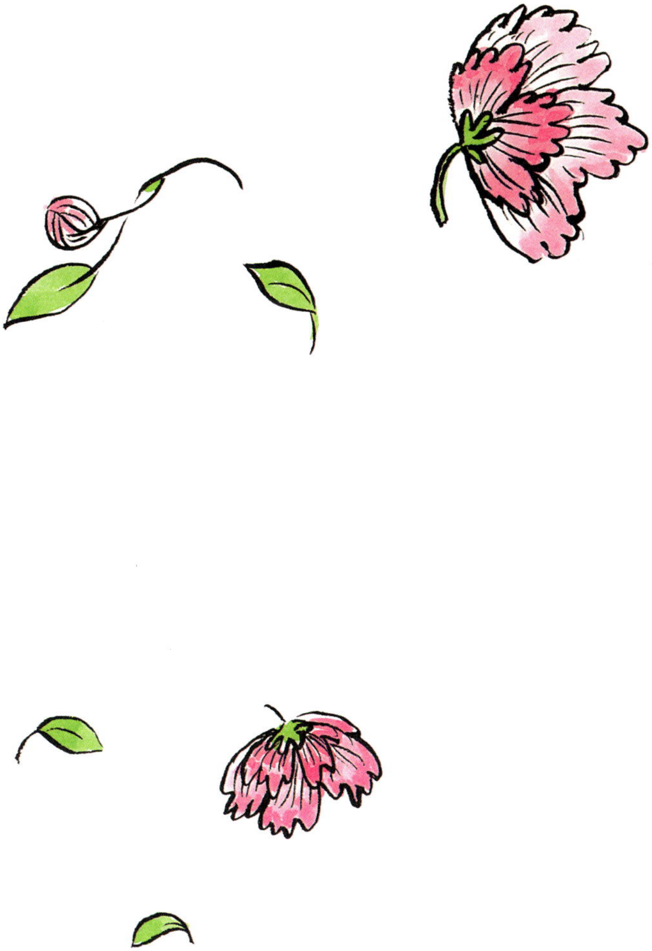

Pour que la créativité et la sérénité des enfants du monde
soient chaque jour en éveil.

U. D.

L'auteur et l'éditeur déclinent toute responsabilité concernant l'utilisation individuelle qui peut être faite du contenu de cet ouvrage.

Ces exercices s'adressent à des enfants qui n'ont pas de difficultés physiques particulières ou de pathologies avérées. Si nécessaire, consultez un médecin avant de pratiquer. La supervision d'un adulte est recommandée.

Pour toute information sur le yoga pour les enfants,
consultez le site yogaminiparis.fr

LE YOGA DE KIKA

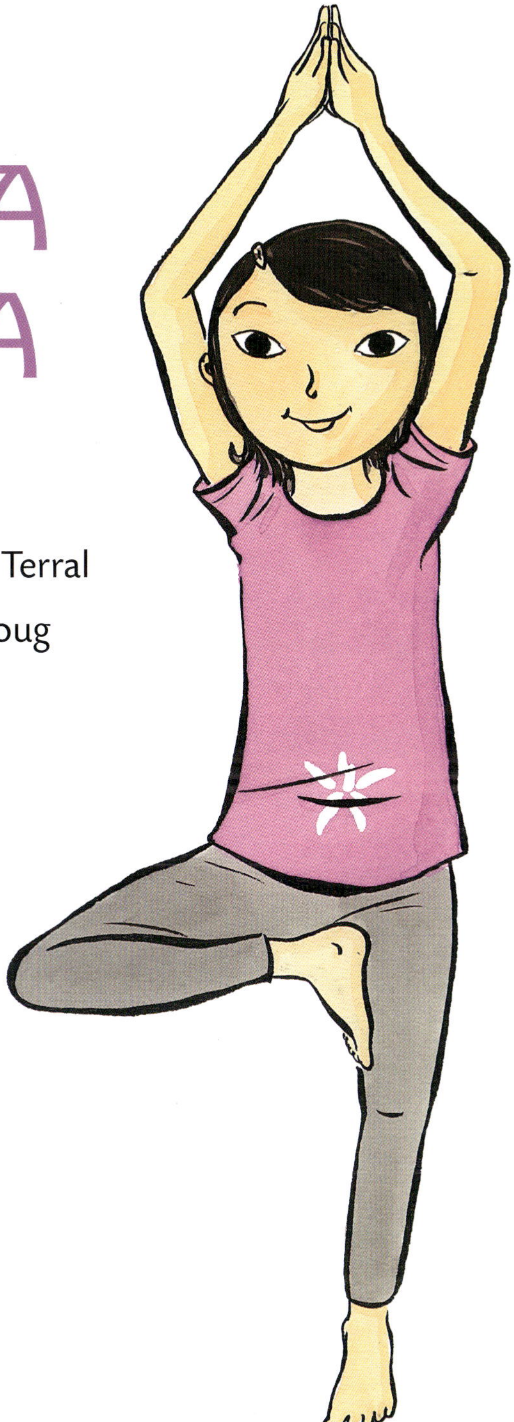

Textes d'Ulrika Dezé
en collaboration avec Anne Terral

Illustrations de Simon Kroug

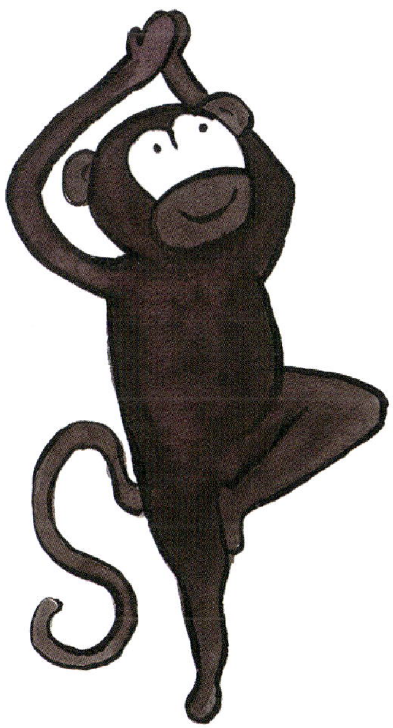

MILAN

Sommaire

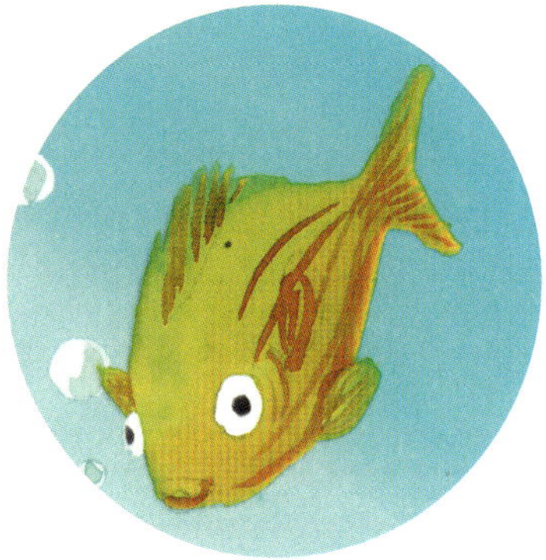

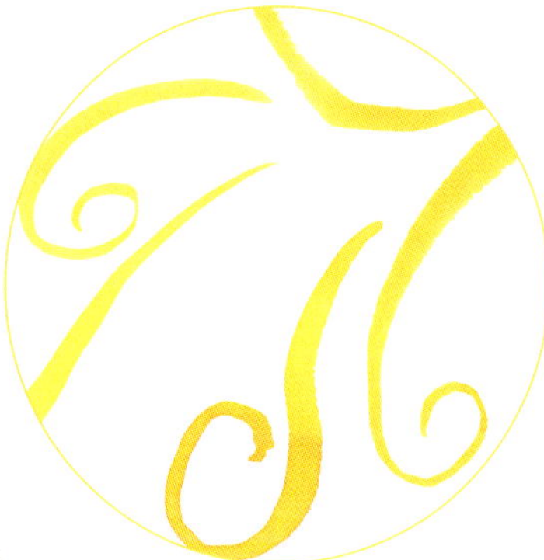

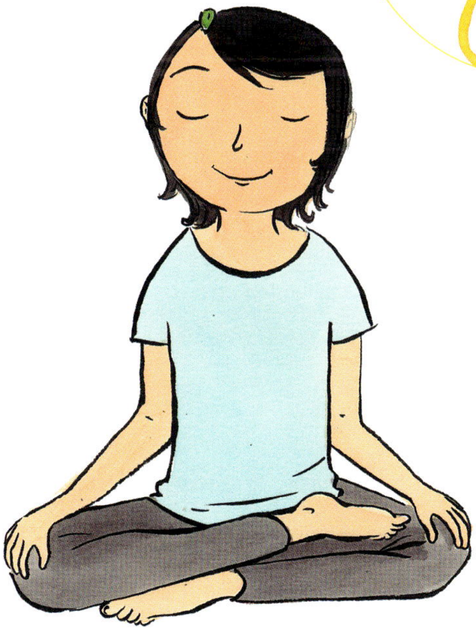

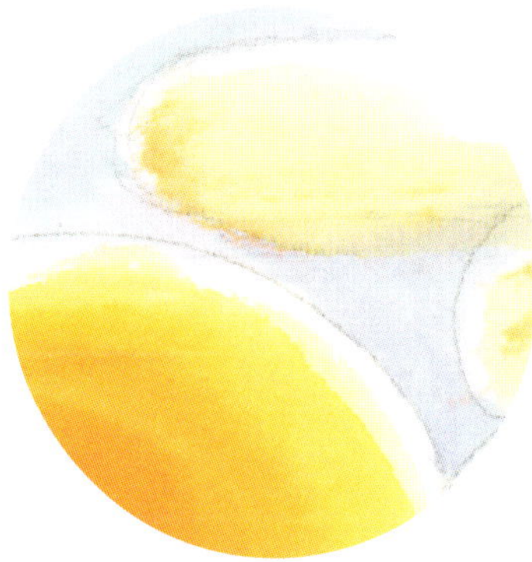

Bonjour, je m'appelle Kika et j'ai 6 ans. Avec Yazou, mon petit singe, on vient de découvrir quelque chose de merveilleux : le yoga.

Ce n'est pas compliqué, le yoga, c'est un peu comme un jeu : avec les bras, les jambes, tout le corps, on fait des mouvements et on imite des animaux ou des choses qui sont dans la nature.

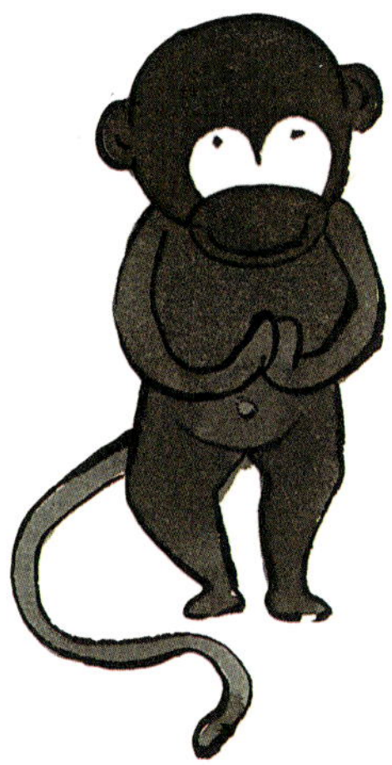

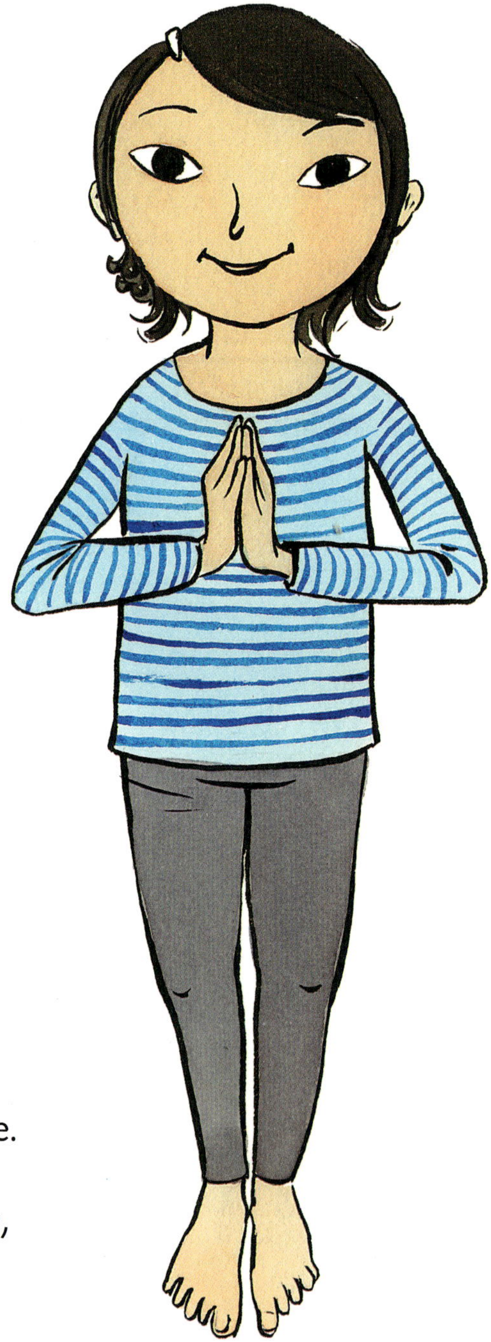

Par exemple, on doit parfois se redresser comme un arbre et garder l'équilibre, puis faire de petits bonds comme une grenouille.
On s'amuse bien ! On respire !
Depuis que je fais du yoga, je me sens plus forte, plus souple, je me concentre facilement et je suis détendue ! Pas vrai, Yazou ?

Viens, on t'invite à nous suivre pour un petit voyage ! Tu pourras ainsi découvrir 14 mouvements de yoga. On appelle ça des postures. Ces postures, tu peux les faire seul ou, bien sûr, avec tes parents, ta famille, tes amis ou ta maîtresse d'école.

Dans ce livre, il y a 4 chapitres : ce sont 4 moments de notre voyage.
Les postures du chapitre jaune vont nous aider à bien nous réveiller le matin.
Celles du chapitre vert vont nous permettre de nous concentrer ! Avec les mouvements du chapitre rouge, on va faire de belles rencontres et le plein d'énergie ! Et les postures du chapitre bleu, toutes douces, vont nous aider à nous calmer quand on est un peu trop excités...

Tu peux t'amuser à nous suivre pendant tout le voyage (qui dure 40 minutes environ et se termine par une histoire relaxante) ou bien choisir le chapitre qui te plaît le plus en fonction de ce que tu ressens.

À la fin de chaque petite séance, demande à quelqu'un de te lire une histoire relaxante. Pour toi, j'en ai choisi 4. Elles se passent dans les lieux que je préfère.

J'adore quand mes parents ou ma maîtresse me lisent ces histoires. Je ferme les yeux, je respire, je relâche tous mes muscles et je m'embarque pour une destination qui fait rêver, dans un jardin ou sous la mer...

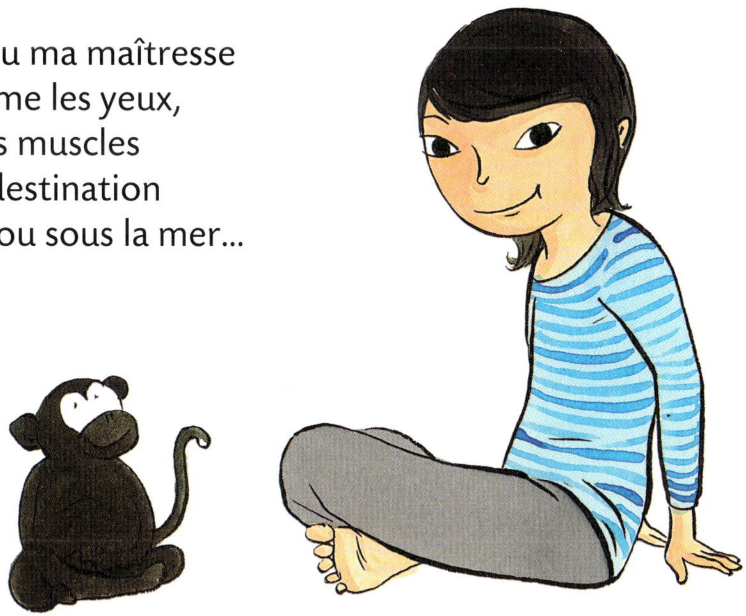

Chut, Yazou ! On va bientôt commencer !

Avant de commencer...

Ne mange pas trop pour rester léger
(pas vrai, Yazou, le croqueur de bananes ?).

Choisis dans ta maison un endroit calme
et au chaud, où tu te sens bien.

Fais de la place autour de toi et demande à un adulte
d'éteindre tous les appareils bruyants
qui pourraient te déranger.

Mets-toi pieds nus et choisis une tenue confortable. Moi, j'ai pris
mon pantalon de jogging préféré et mon tee-shirt à rayures !

Prends un petit tapis de yoga pour ne pas risquer de glisser.
Tu le dérouleras sous tes pieds, comme ça...

N'oublie pas de poser une petite couverture et un coussin à côté de toi
car tu en auras besoin pour écouter l'histoire relaxante.

Et tu peux mettre une musique douce si tu en as envie.

Respire, sens l'air qui entre par tes narines et écoute bien
ce que te dit ton corps : ne force jamais.

VOILÀ ! TU ES PRÊT ? ON Y VA !

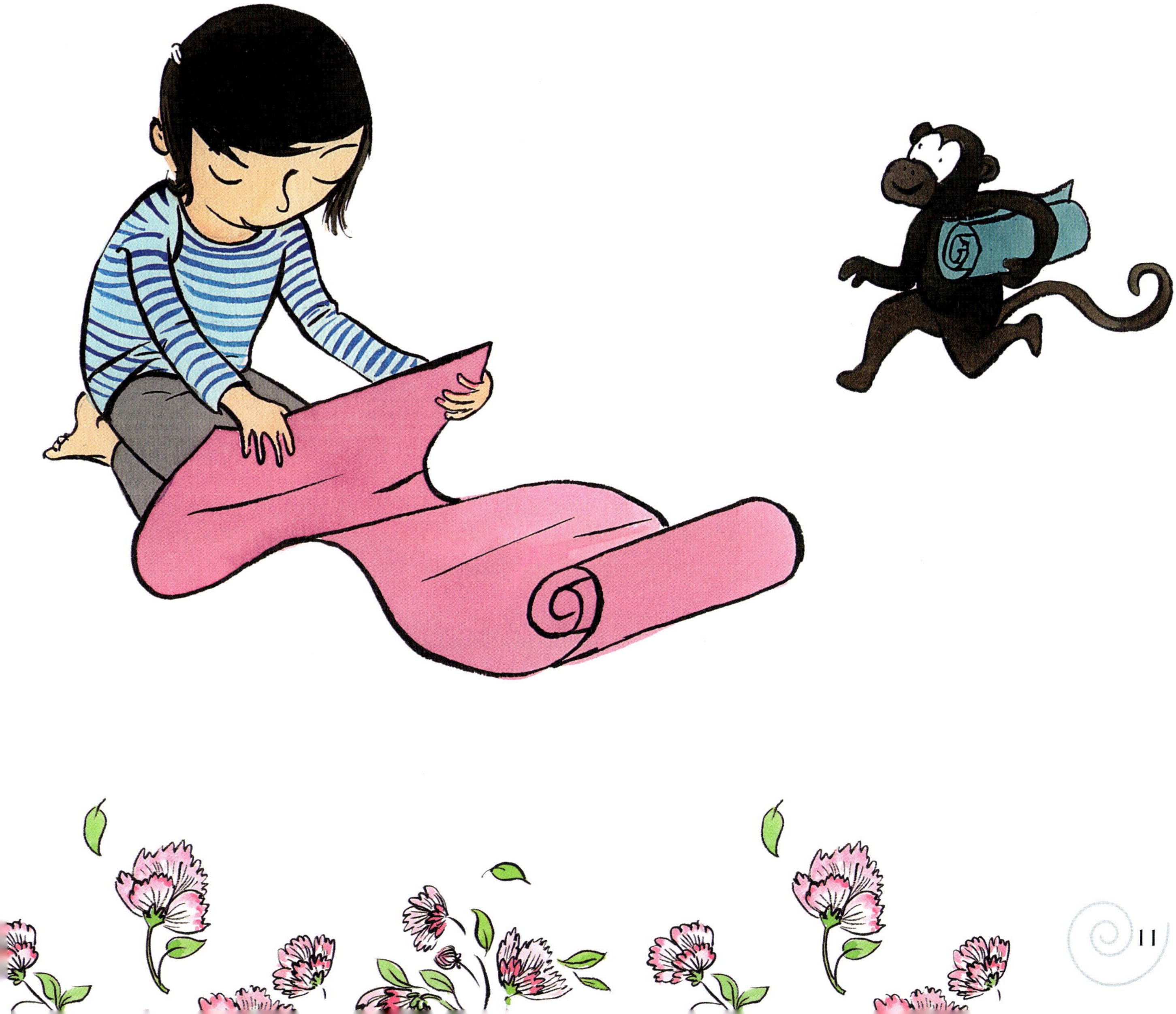

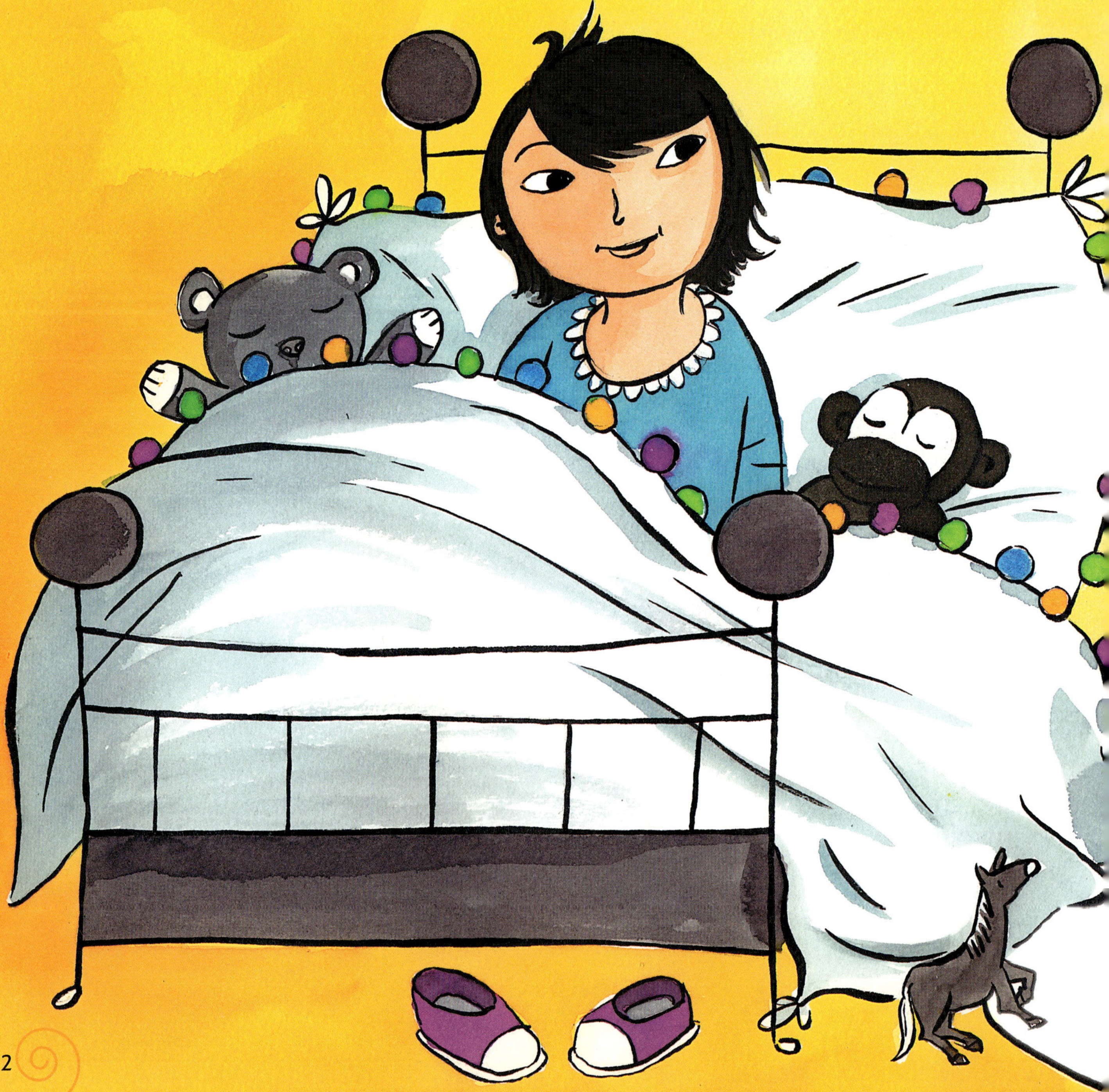

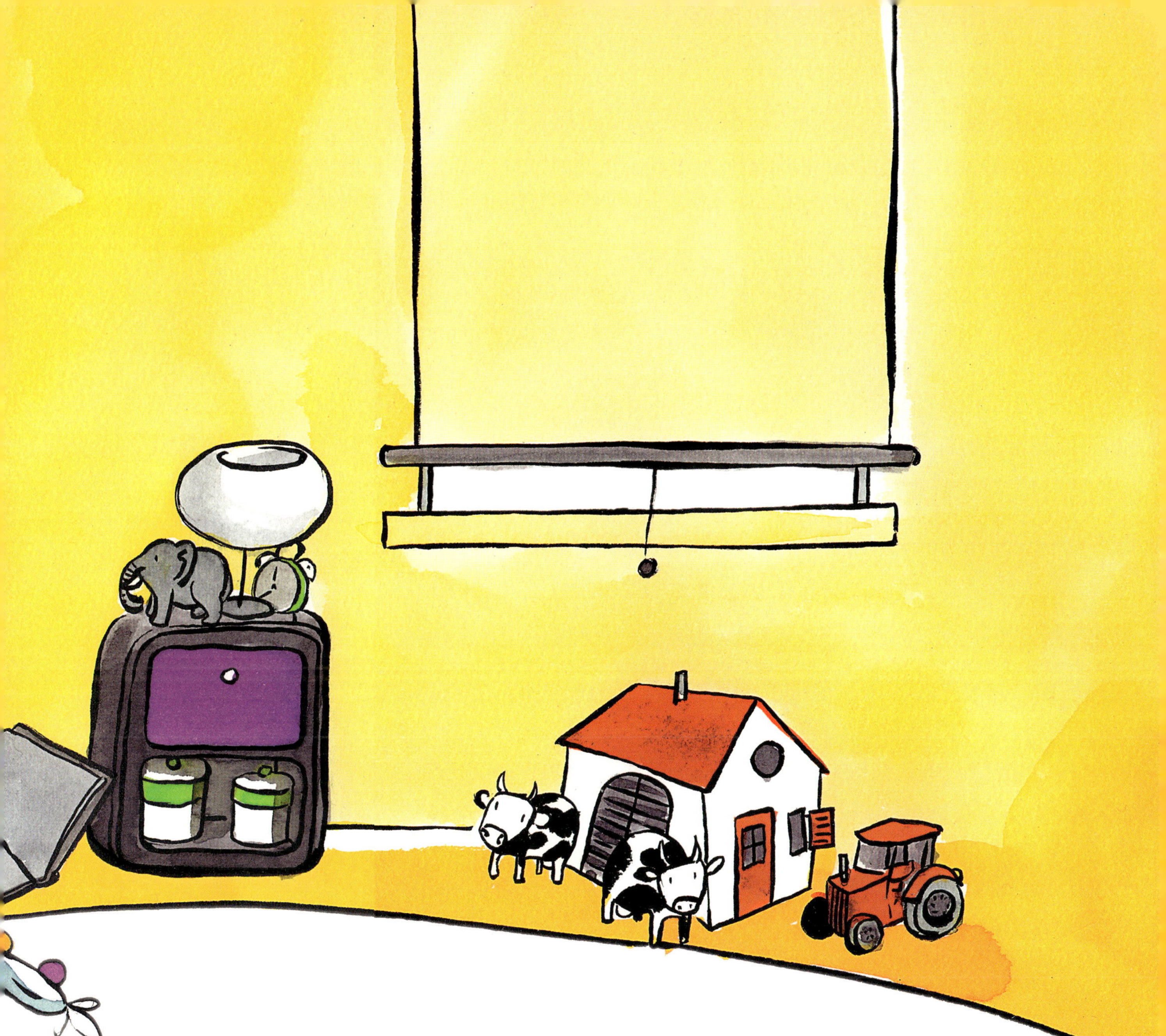

Je me réveille

BONJOUR, LE SOLEIL !

C'EST LE MATIN, TU ES LÀ
ET TU BRILLES DE TOUS TES RAYONS !

GRÂCE À TON ÉNERGIE, ON VA BIEN
COMMENCER NOTRE JOURNÉE.

AUJOURD'HUI, NOUS PARTONS EN VOYAGE...

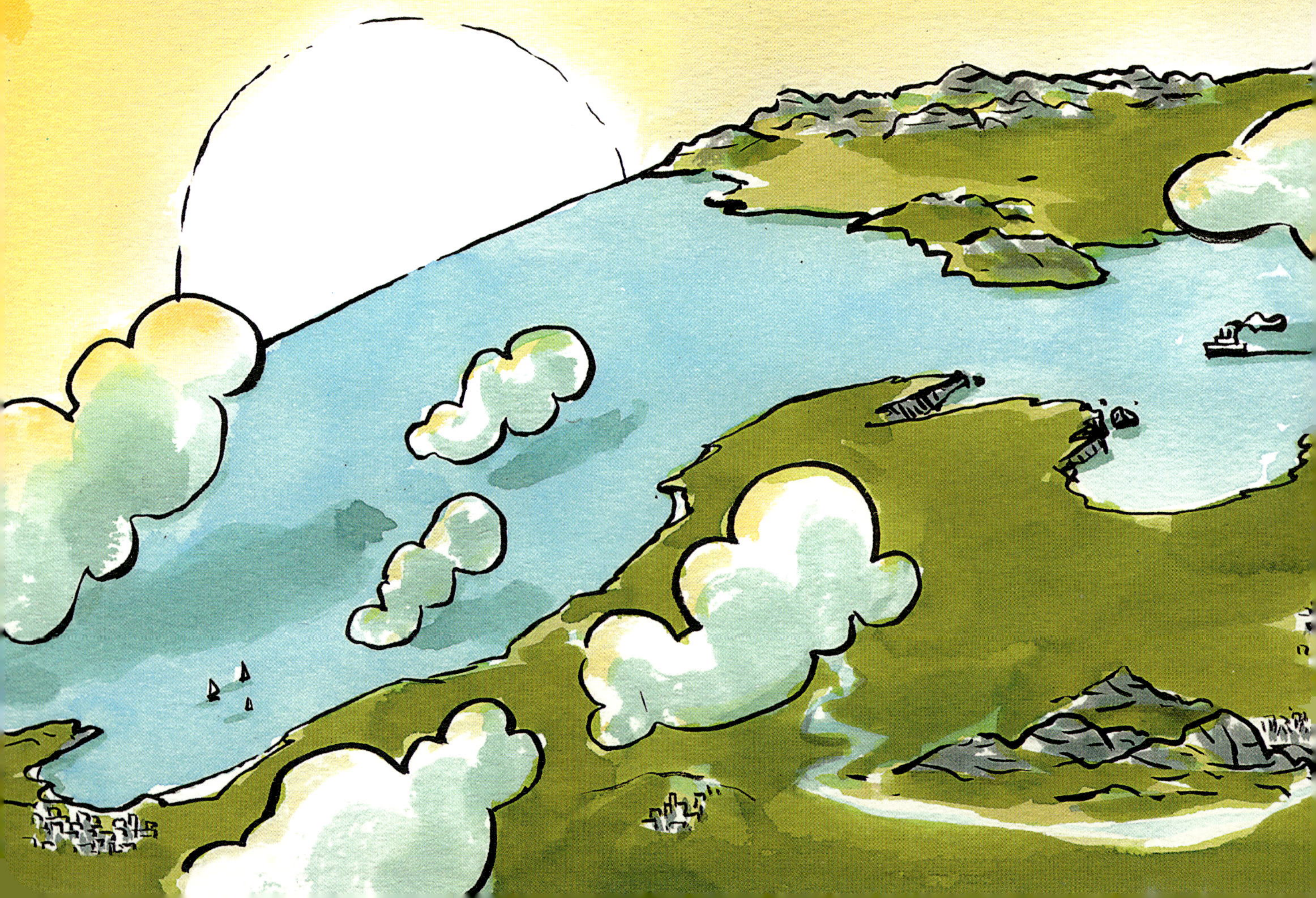

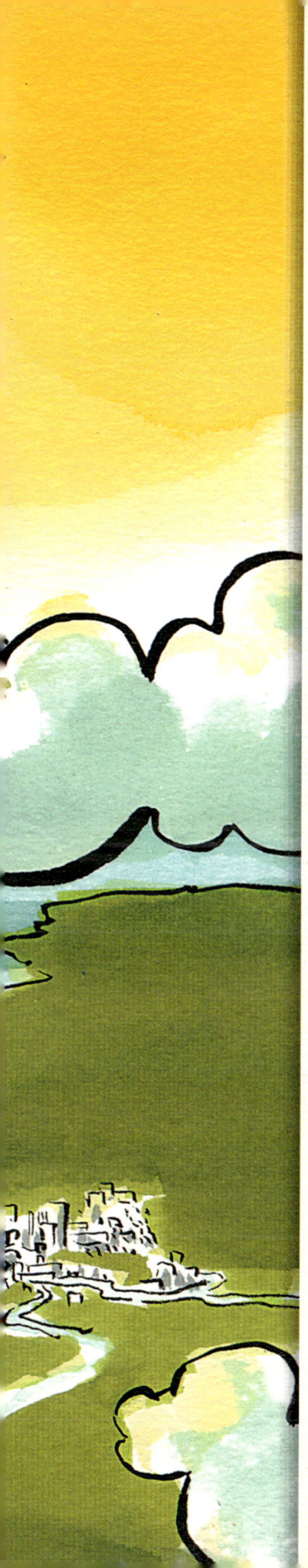

Kika et son petit singe font

la posture du bonjour

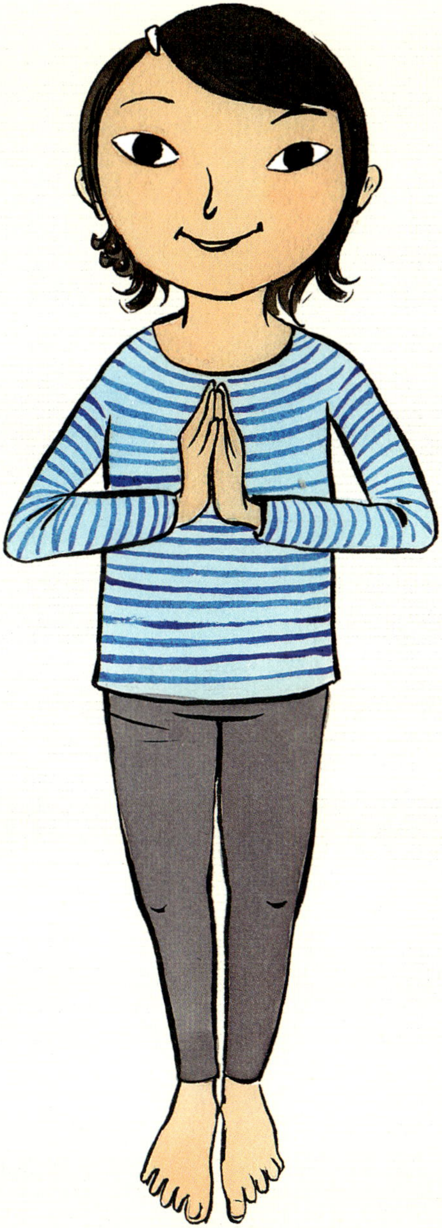

Debout,

pieds joints,

dos droit,

les épaules en arrière,

les mains jointes
au niveau du buste,

regarde loin devant toi

et respire 4 fois
calmement.

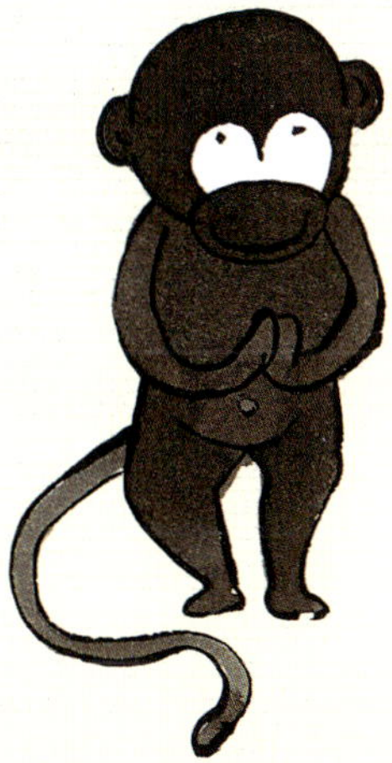

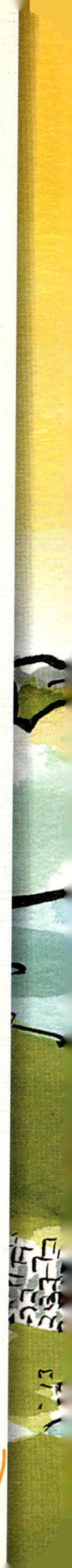

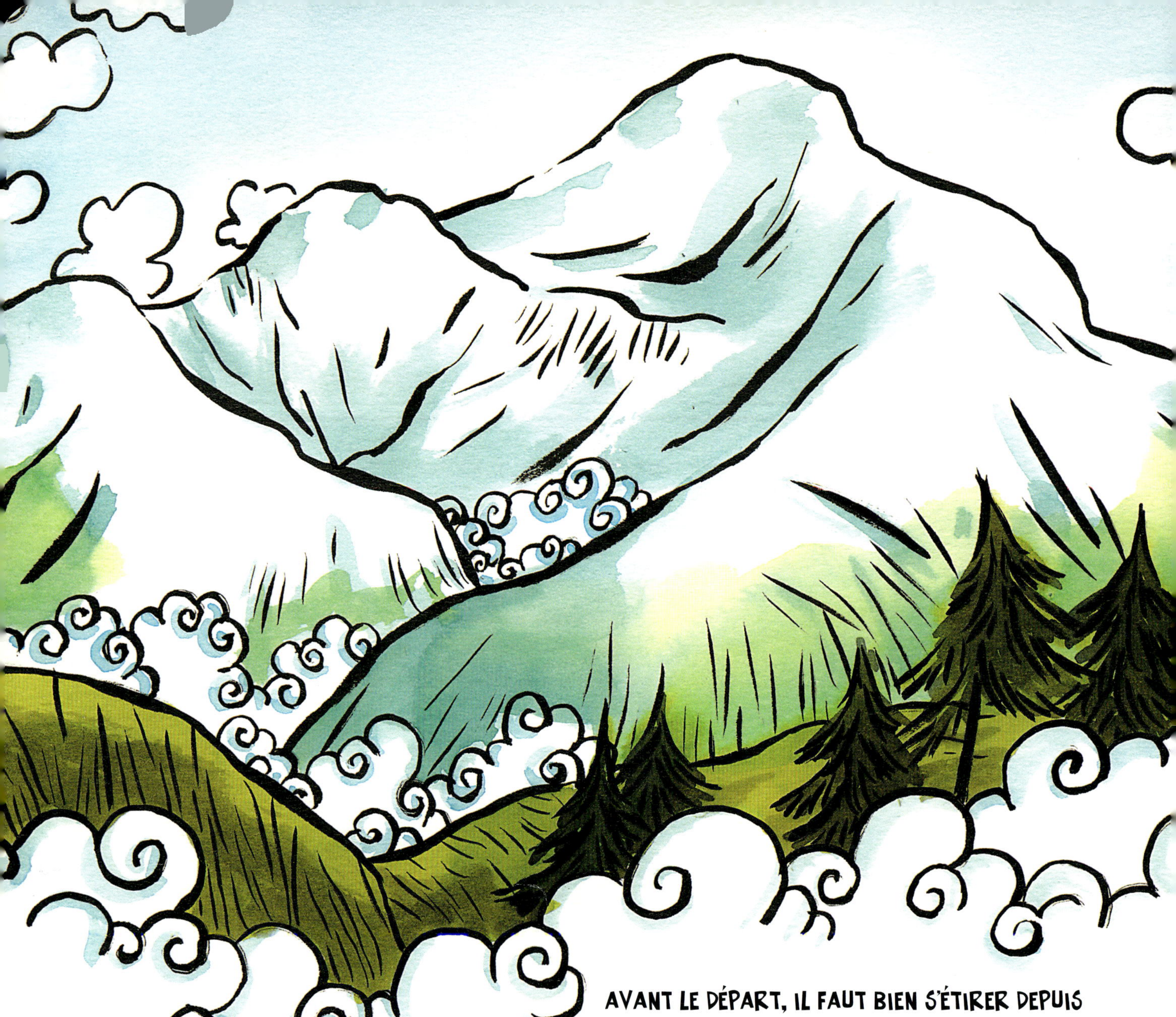

AVANT LE DÉPART, IL FAUT BIEN S'ÉTIRER DEPUIS LES DOIGTS DE PIED JUSQU'AU SOMMET DE LA TÊTE !

ON EST FORT ET STABLE SUR NOS JAMBES,
ON EST GRAND COMME UNE MONTAGNE,
ON TOUCHE PRESQUE LE CIEL !

Kika et son petit singe font
la posture de la montagne

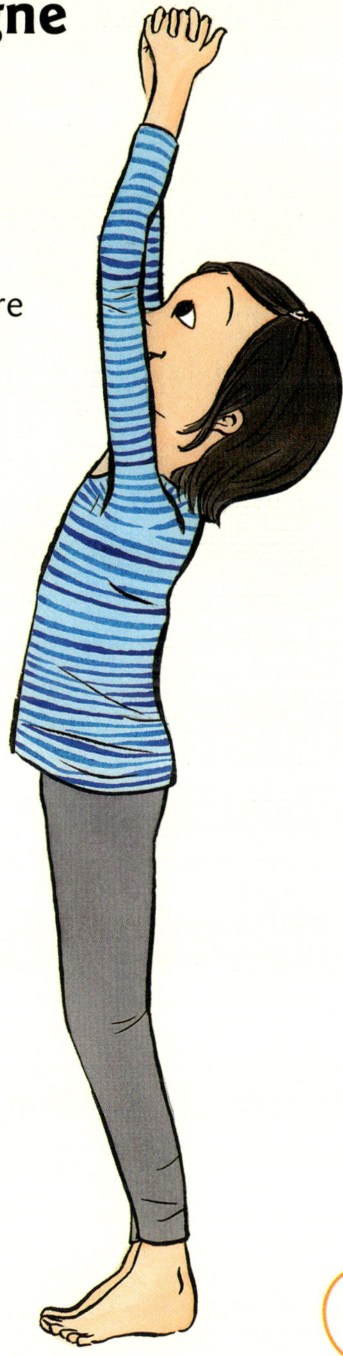

Debout,

jambes légèrement
écartées,

dos droit,

relâche les bras
de chaque côté.

Puis croise les mains,
étire les bras
au-dessus de la tête.

Incline la tête
légèrement en arrière

et reviens,
mains croisées,
au point de départ.

Répète 4 fois.

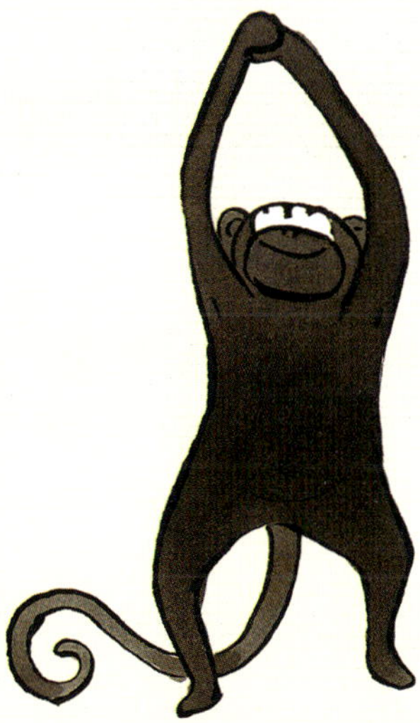

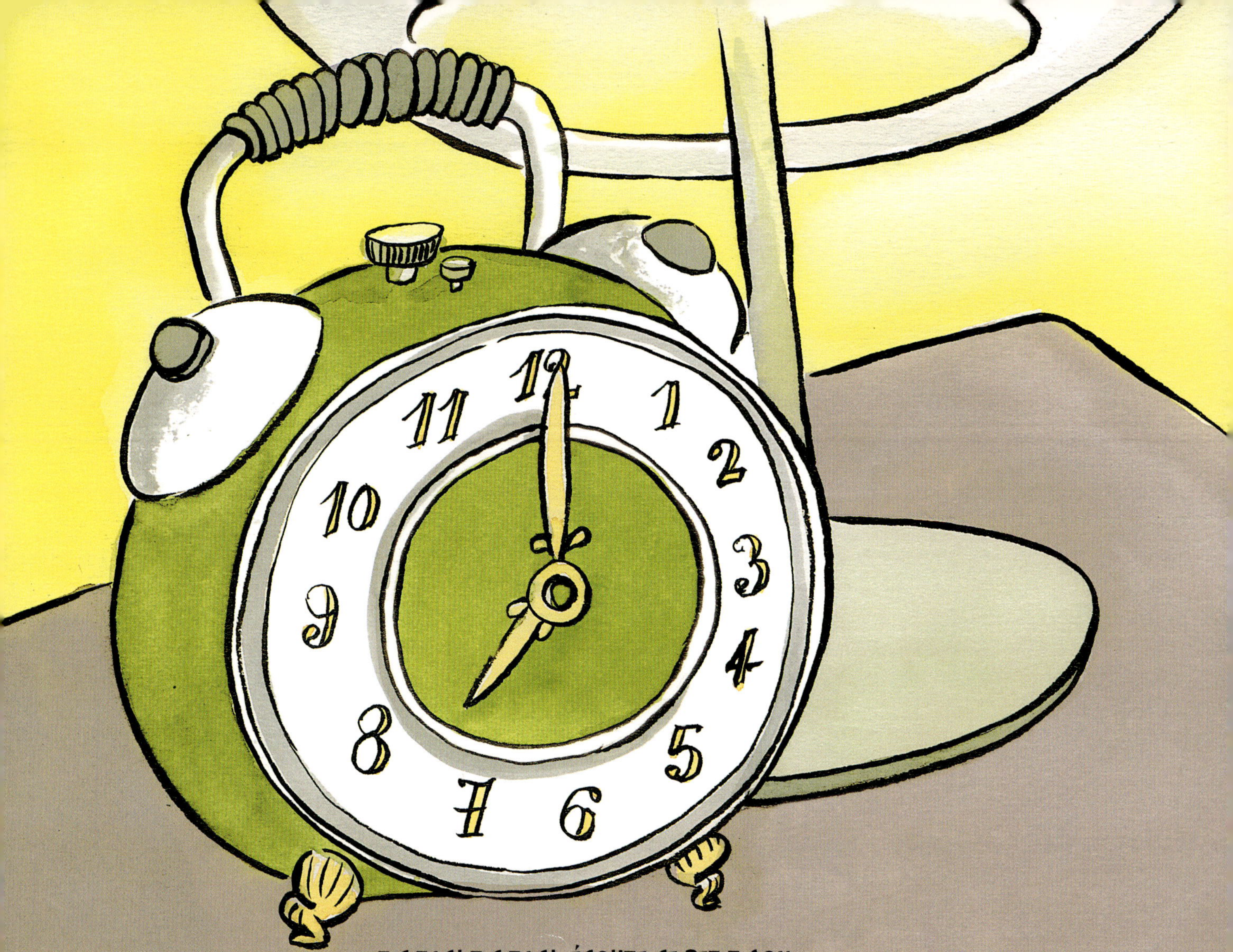

TIC TAC ! TIC TAC ! ÉCOUTE CE PETIT SON
QUI AVANCE EN CADENCE.

TIC TAC ! TIC TAC ! AVEC LUI, ON VA ET ON VIENT,
COMME UNE BALANÇOIRE DANS LE VENT.

RESPIRONS BIEN. NOUS SOMMES BIENTÔT PRÊTS !

Ici, si tu le veux, va à la page 54 écouter l'histoire relaxante Au soleil.

Kika et son petit singe font

la posture de la pendule

Debout,

jambes légèrement écartées,

penche-toi en avant,

essaie de toucher tes orteils,

relâche bien la tête.

Ferme les yeux,

respire calmement

et balance-toi de gauche à droite.

Répète 6 fois.

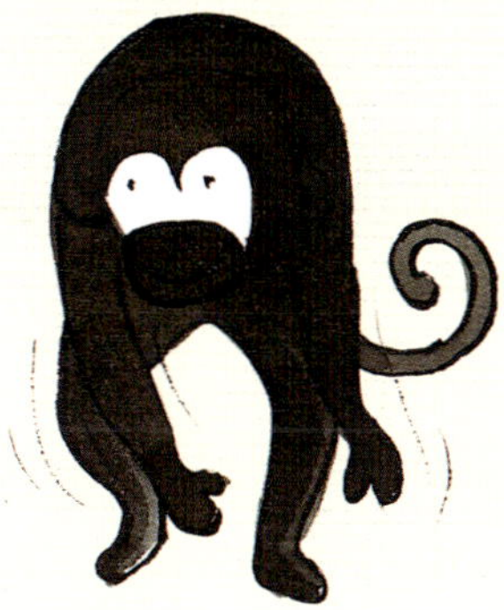

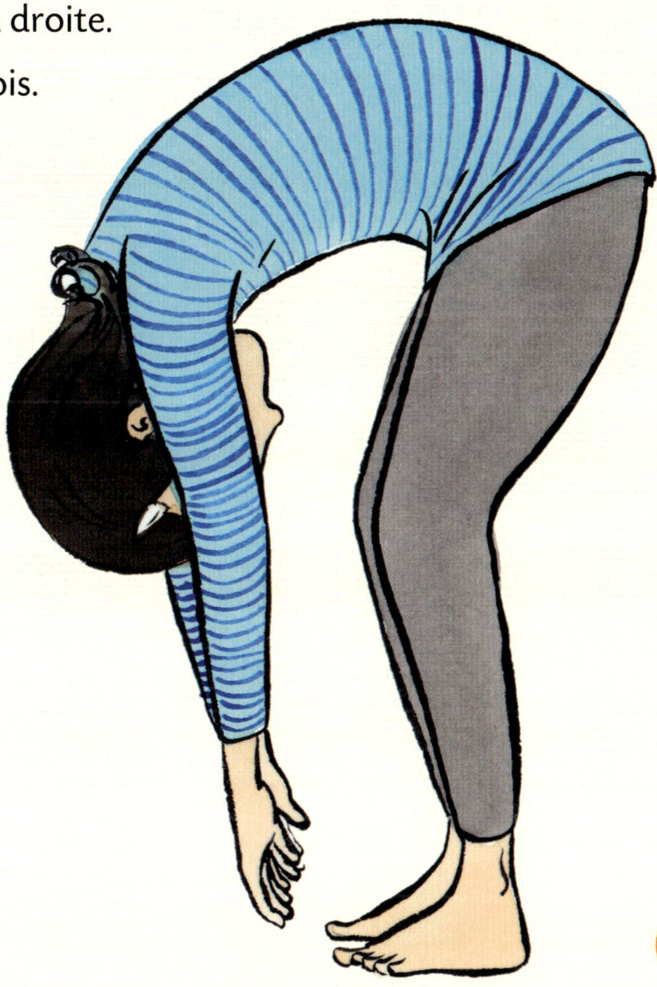

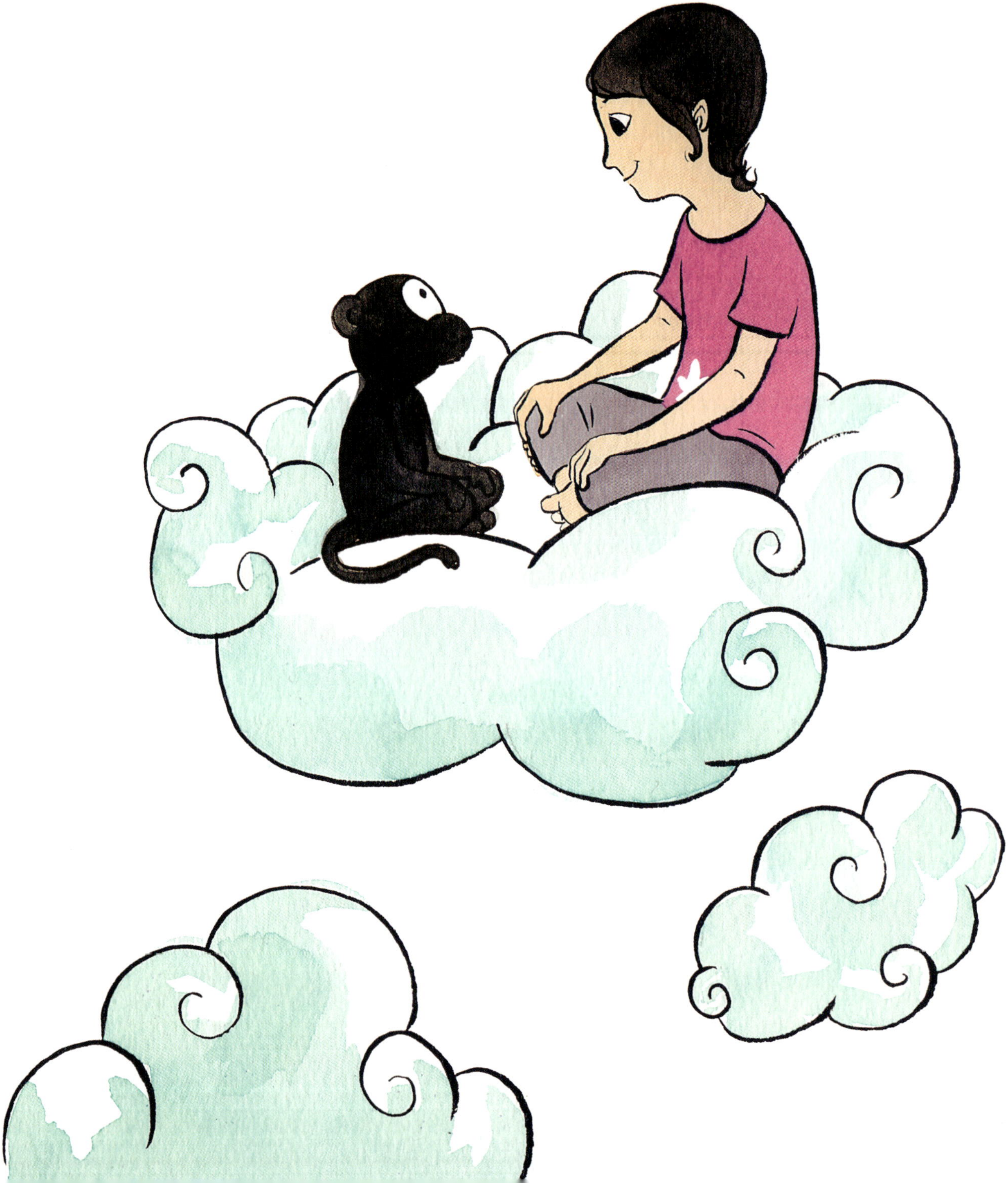

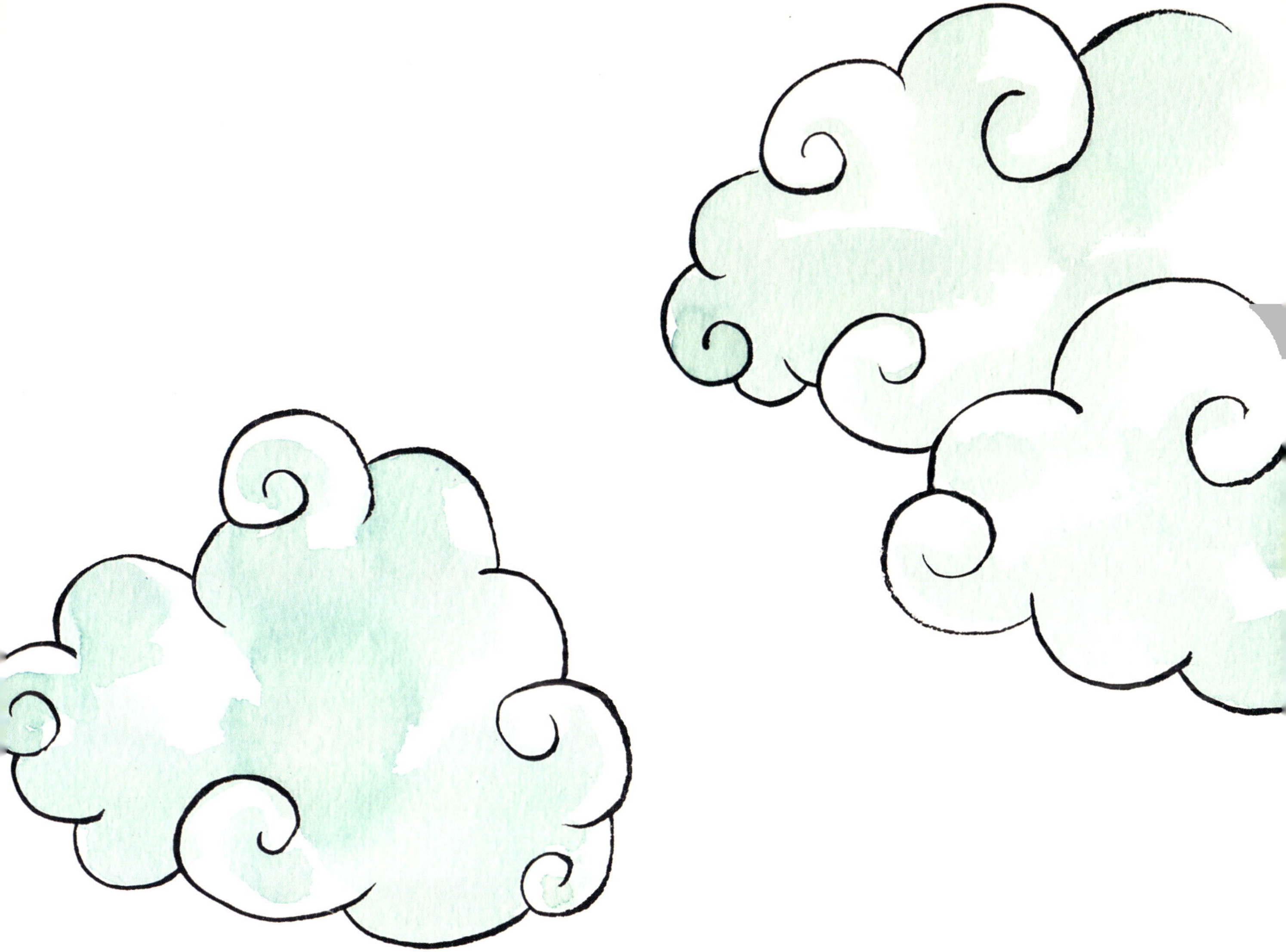

Je me concentre

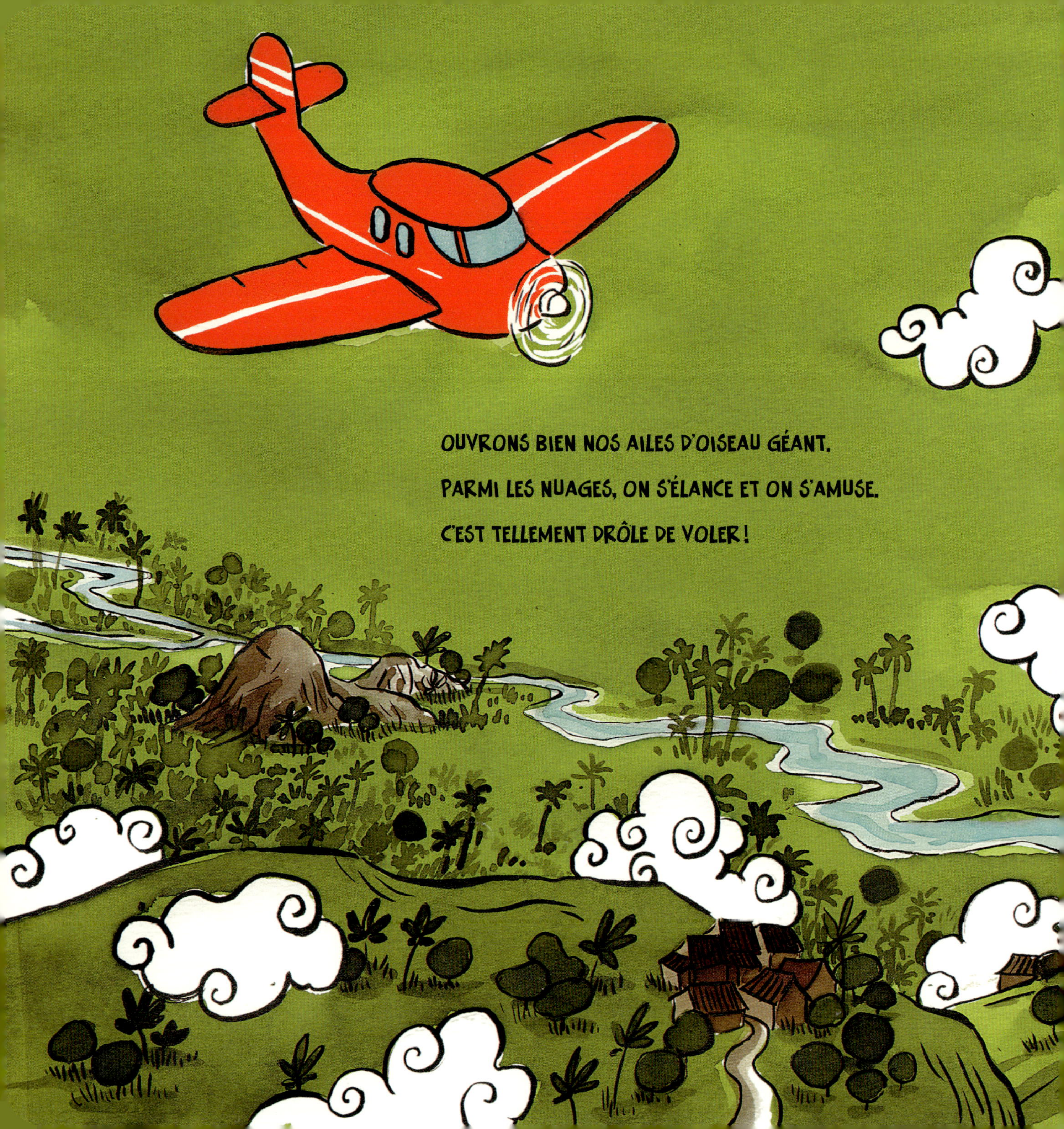

OUVRONS BIEN NOS AILES D'OISEAU GÉANT.

PARMI LES NUAGES, ON S'ÉLANCE ET ON S'AMUSE.

C'EST TELLEMENT DRÔLE DE VOLER !

Kika et son petit singe font
la posture de l'avion

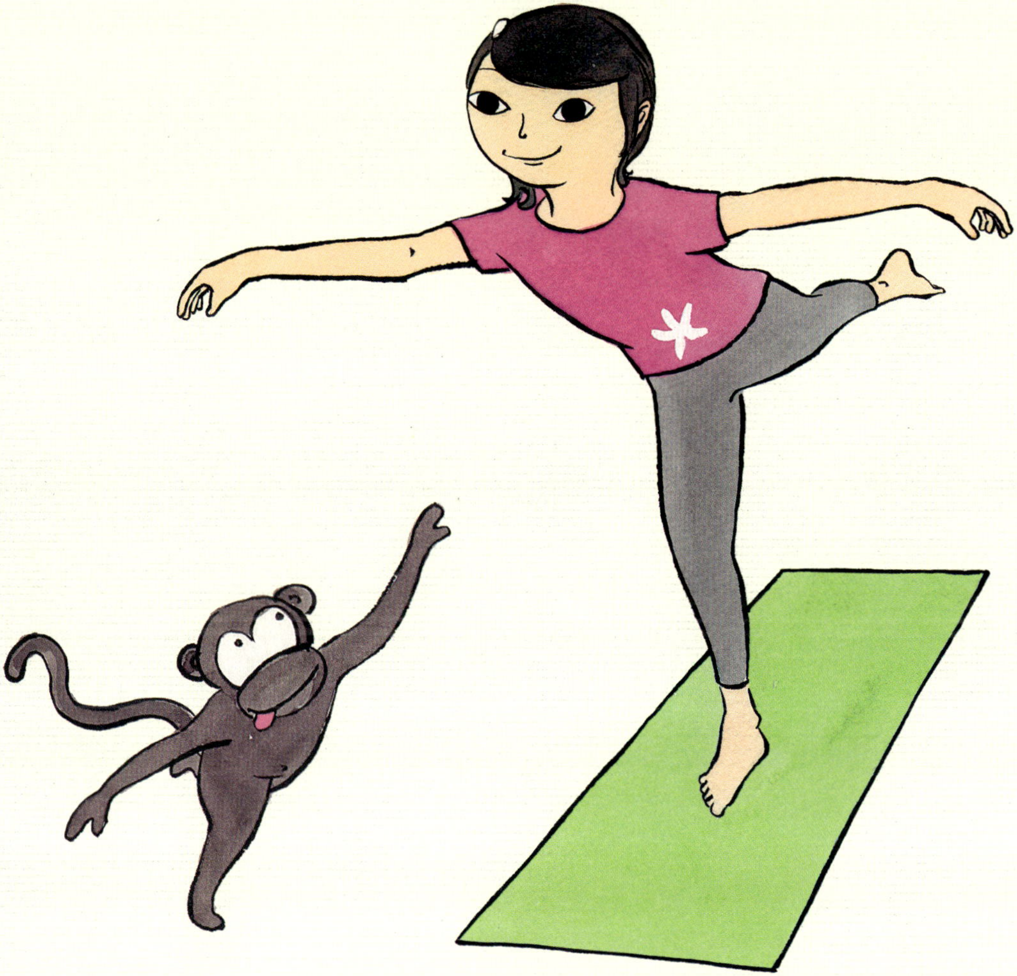

Debout,

jambes légèrement
écartées,

ouvre grand tes bras,
les mains relâchées.

Tiens-toi bien
en équilibre
sur ta jambe droite,

puis penche-toi
légèrement en avant,

et allonge doucement
ta jambe gauche en arrière.

Respire calmement.

Répète 3 fois
de chaque côté.

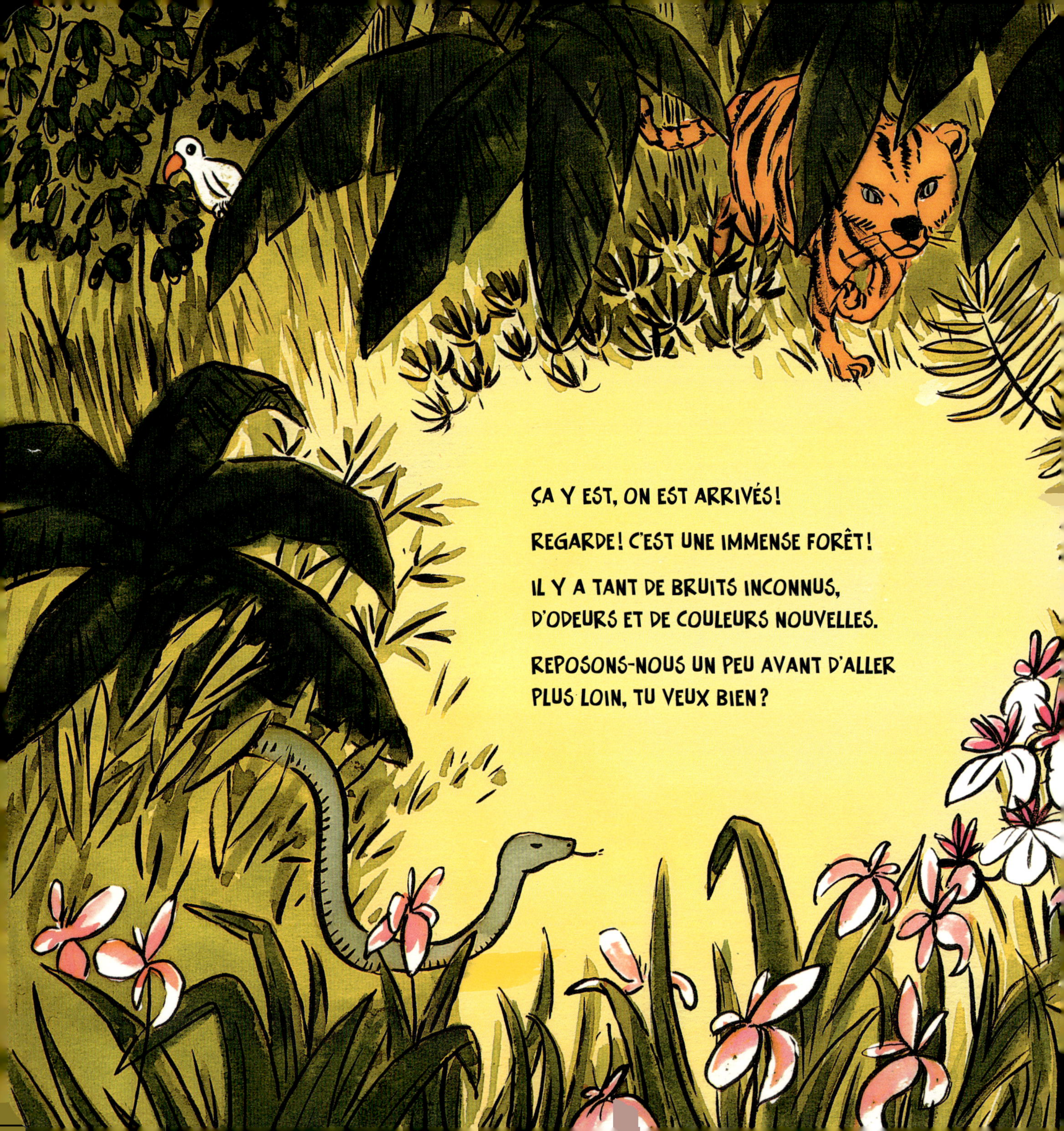

ÇA Y EST, ON EST ARRIVÉS !

REGARDE ! C'EST UNE IMMENSE FORÊT !

IL Y A TANT DE BRUITS INCONNUS,
D'ODEURS ET DE COULEURS NOUVELLES.

REPOSONS-NOUS UN PEU AVANT D'ALLER
PLUS LOIN, TU VEUX BIEN ?

Kika et son petit singe font
la posture de l'enfant

Assis sur les talons,

le buste penché
en avant,

le front au sol,

les bras relâchés
en arrière le long
du corps,

paumes tournées
vers le ciel,

ferme les yeux

et respire calmement
plusieurs fois.

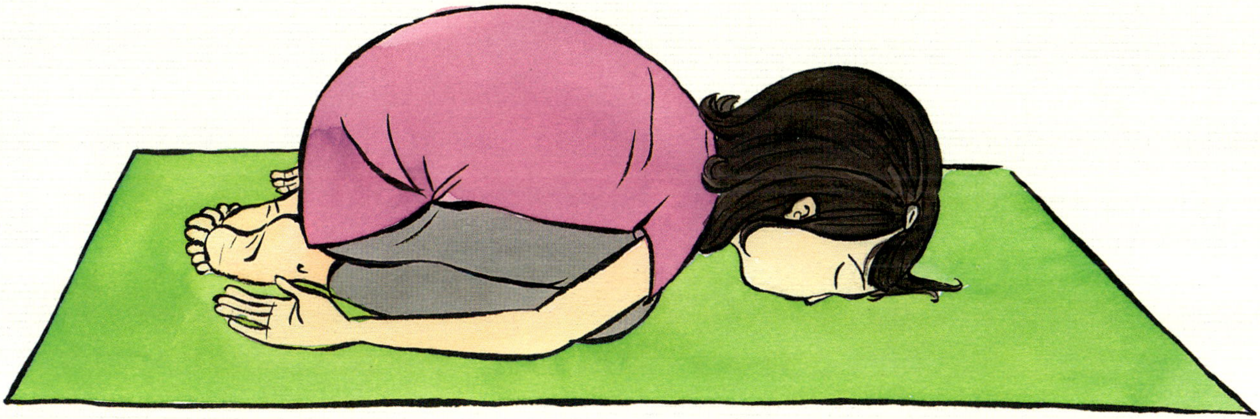

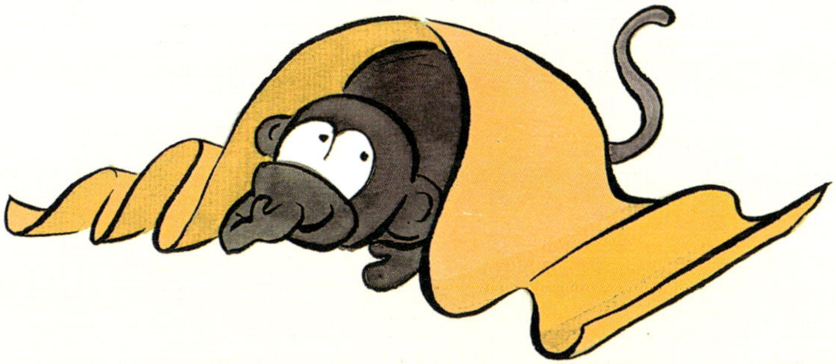

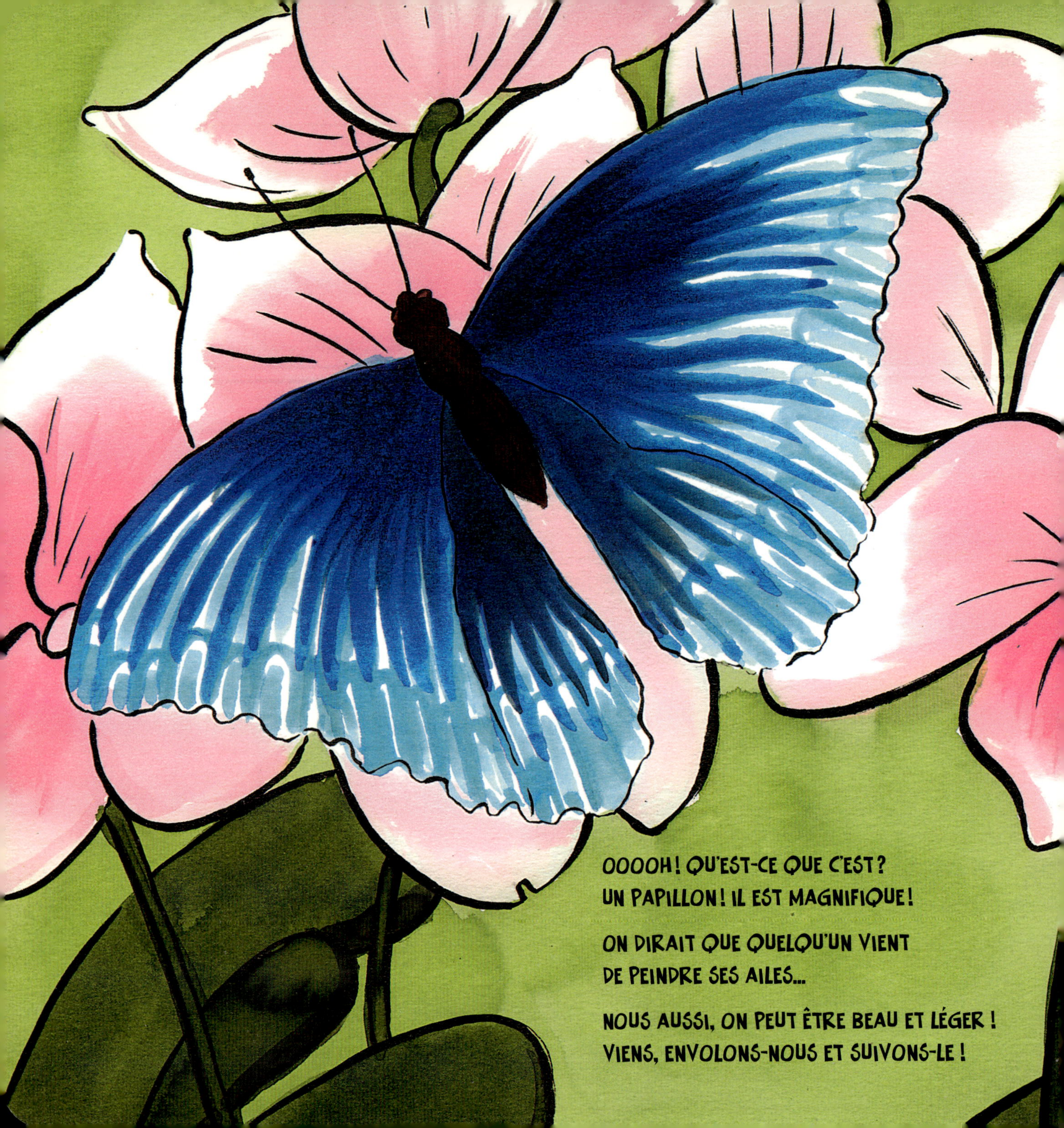

OOOOH ! QU'EST-CE QUE C'EST ?
UN PAPILLON ! IL EST MAGNIFIQUE !

ON DIRAIT QUE QUELQU'UN VIENT
DE PEINDRE SES AILES...

NOUS AUSSI, ON PEUT ÊTRE BEAU ET LÉGER !
VIENS, ENVOLONS-NOUS ET SUIVONS-LE !

Kika et son petit singe font **la posture du papillon**

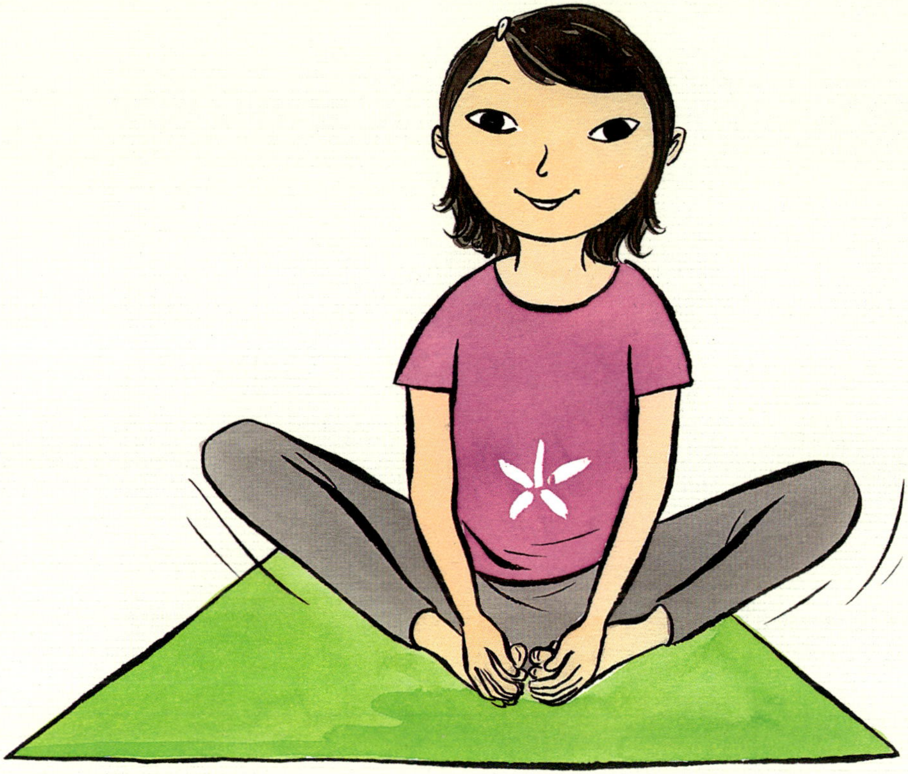

Assis sur le sol,

dos droit
et jambes allongées
devant toi,

fléchis les genoux,

place les plantes
de tes pieds l'une
contre l'autre,

puis monte
et descends
tout doucement
les genoux en
tenant bien tes
pieds avec les mains.

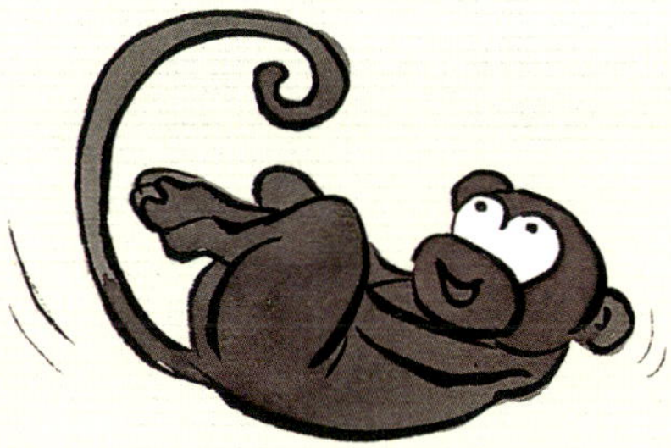

Répète 5 à 10 fois
en respirant
calmement.

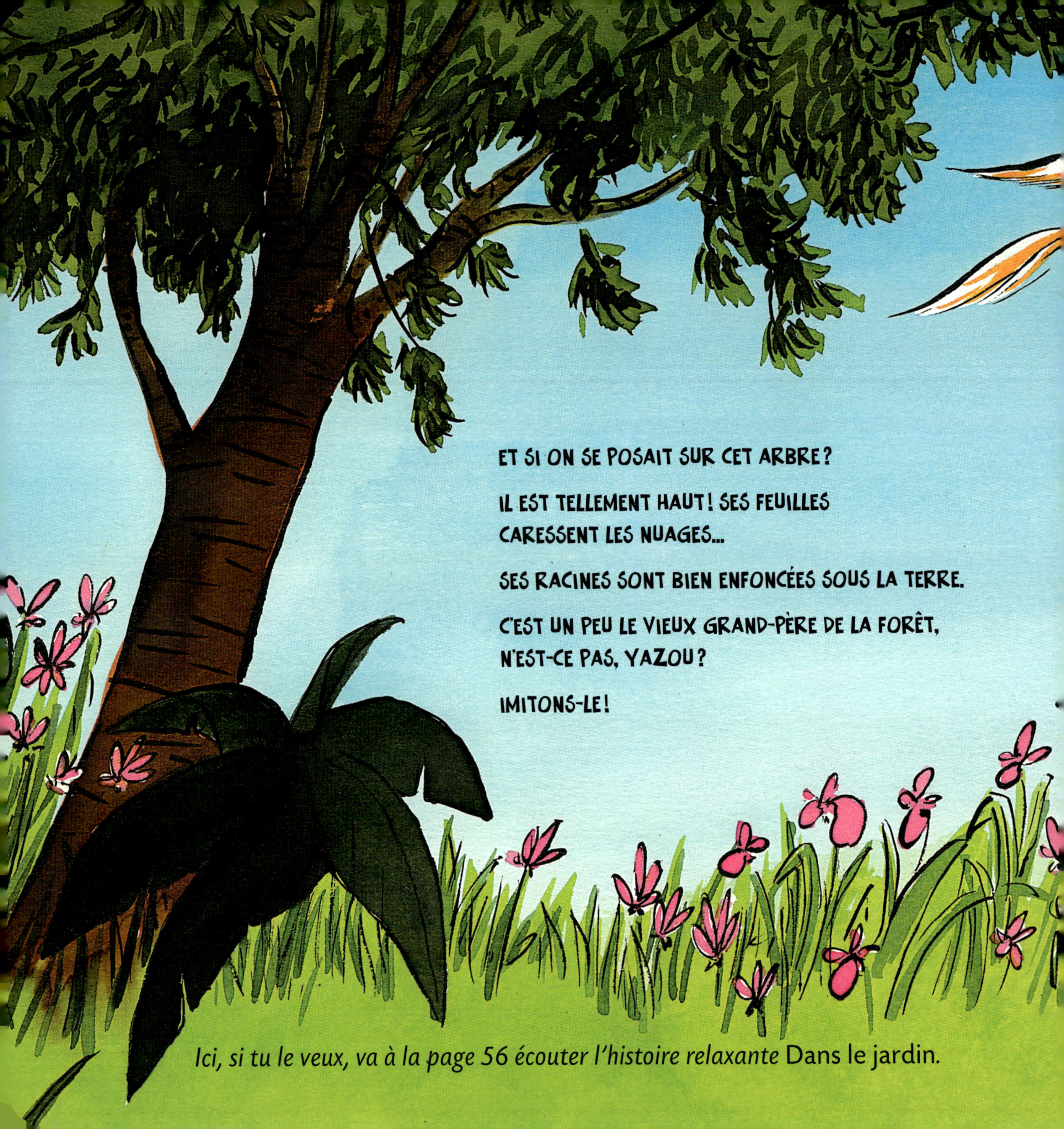

ET SI ON SE POSAIT SUR CET ARBRE ?

IL EST TELLEMENT HAUT ! SES FEUILLES
CARESSENT LES NUAGES...

SES RACINES SONT BIEN ENFONCÉES SOUS LA TERRE.

C'EST UN PEU LE VIEUX GRAND-PÈRE DE LA FORÊT,
N'EST-CE PAS, YAZOU ?

IMITONS-LE !

Ici, si tu le veux, va à la page 56 écouter l'histoire relaxante Dans le jardin.

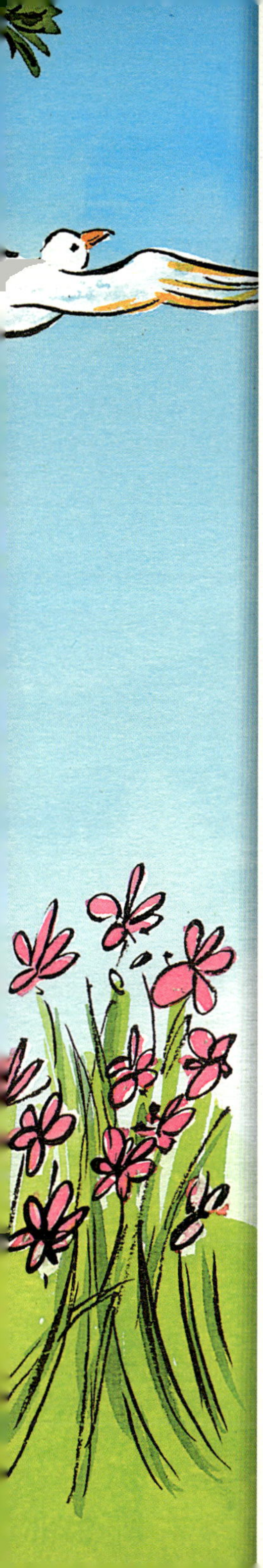

Kika et son petit singe font
la posture de l'arbre

Debout, dos droit,

jambes légèrement écartées,

épaules en arrière et pieds parallèles, mets-toi en appui sur une jambe.

Soulève l'autre jambe et place la plante du pied contre la cuisse ou le mollet de la jambe en appui.

Inspire,

tends tes bras au-dessus de la tête en joignant les paumes de tes mains.

Respire normalement.

Répète 3 fois de chaque côté.

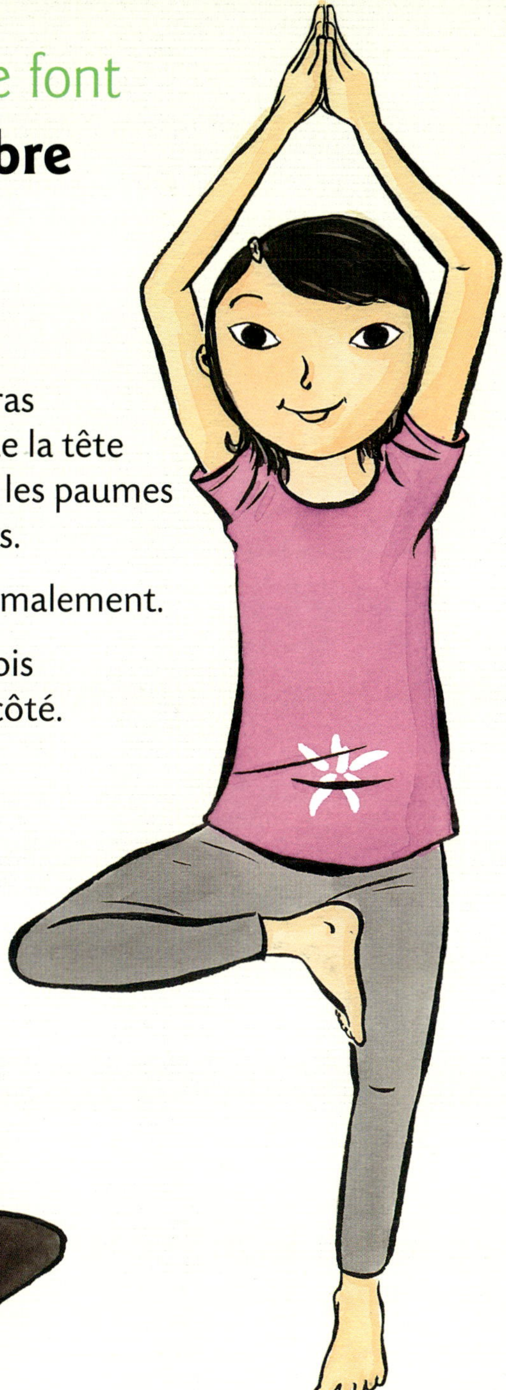

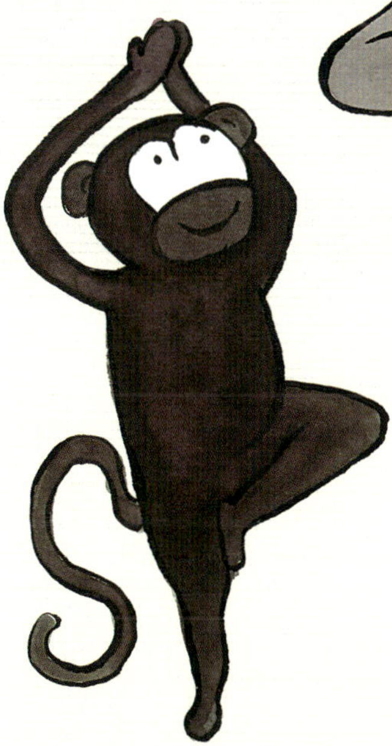

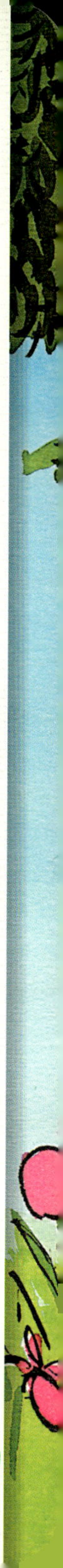

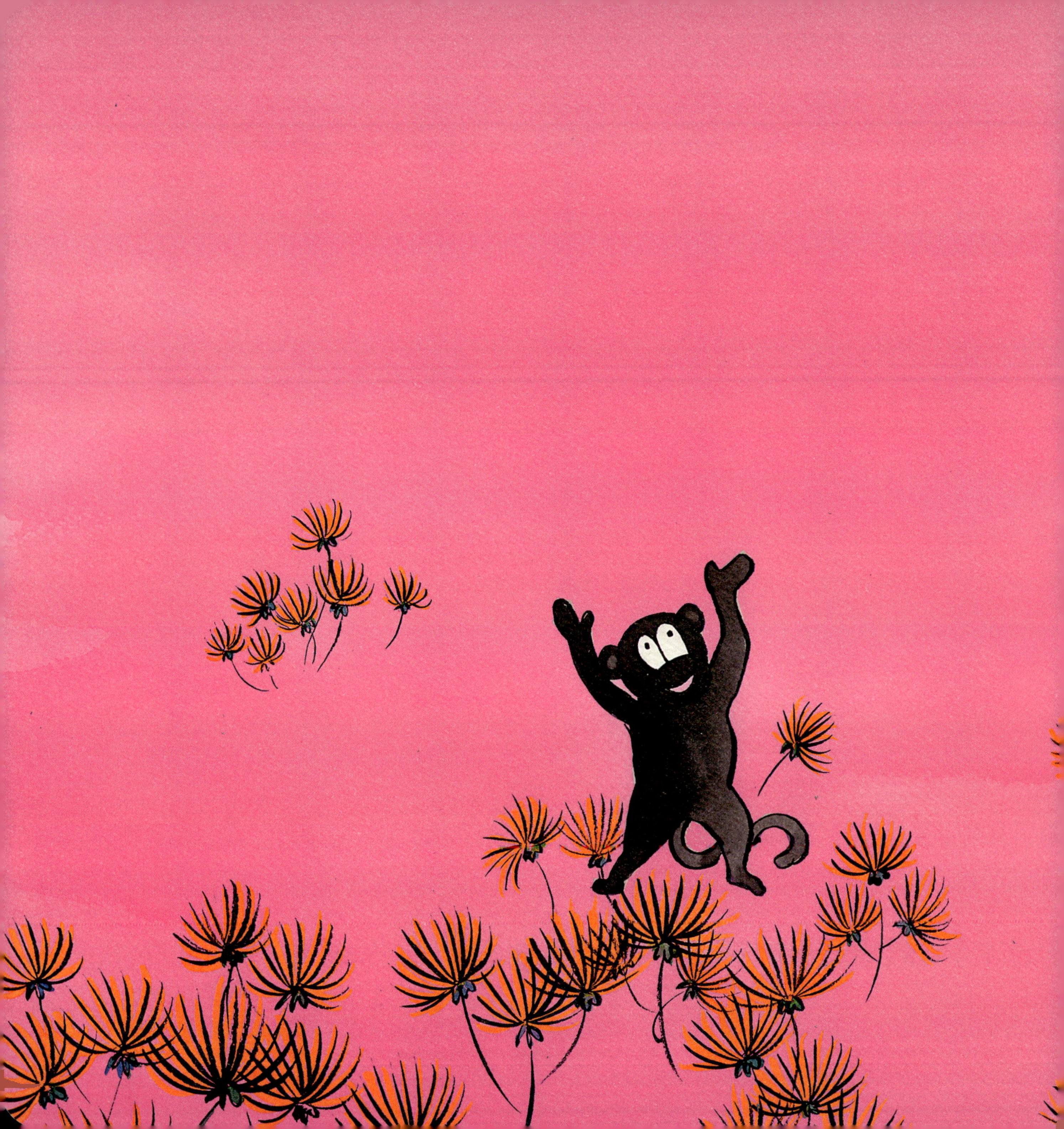

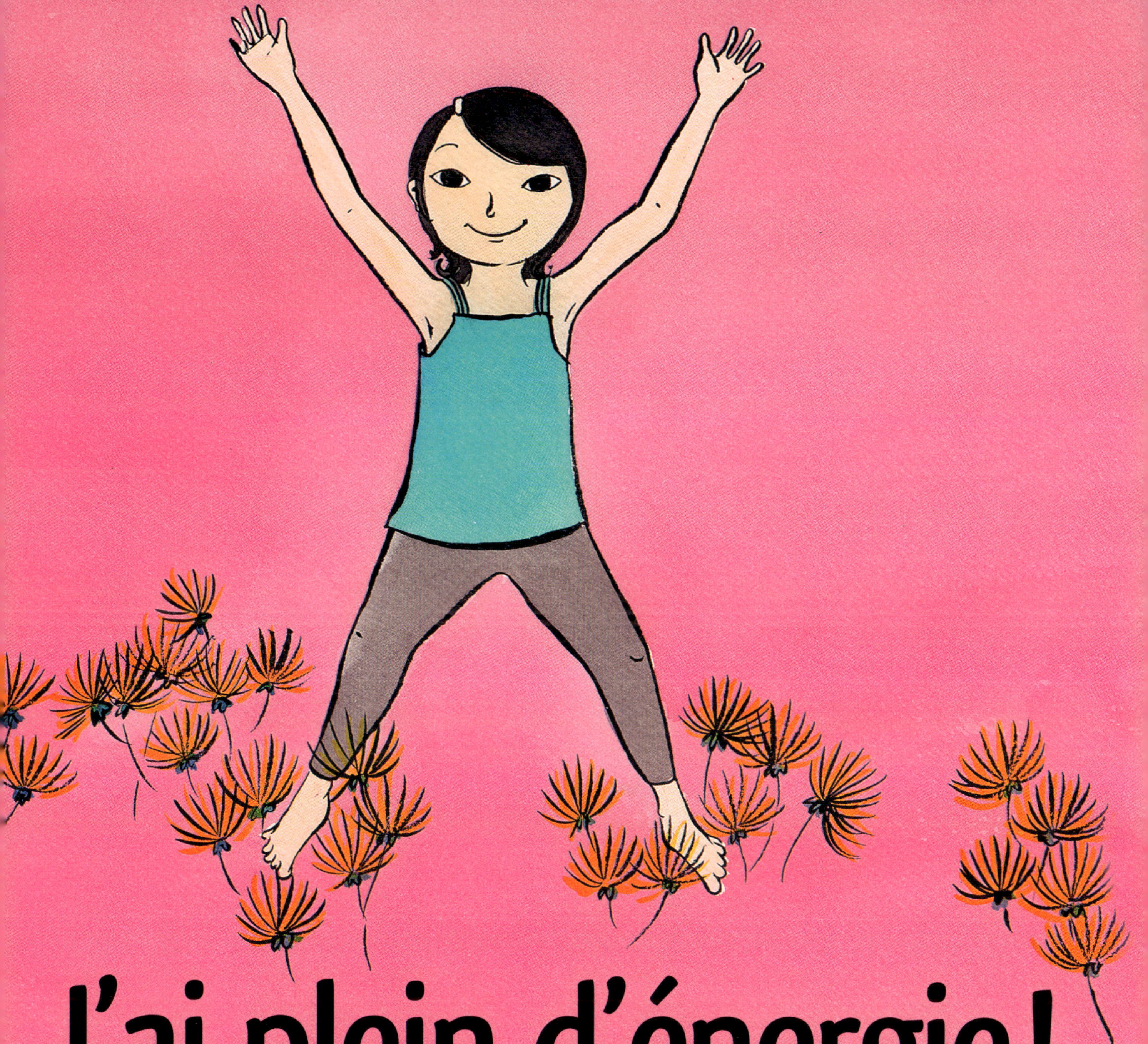

J'ai plein d'énergie !

OH ! TU AS VU ? UN LION ! IL NE BOUGE PAS.
IL FAIT LE FIER ET NE NOUS QUITTE PAS DES YEUX.

OUPS ! IL SORT SES GRIFFES ET SE MET EN COLÈRE !
MAIS ON N'A MÊME PAS PEUR, NOUS !

ET ON RUGIT AVEC LUI : ROOOOARRRR !

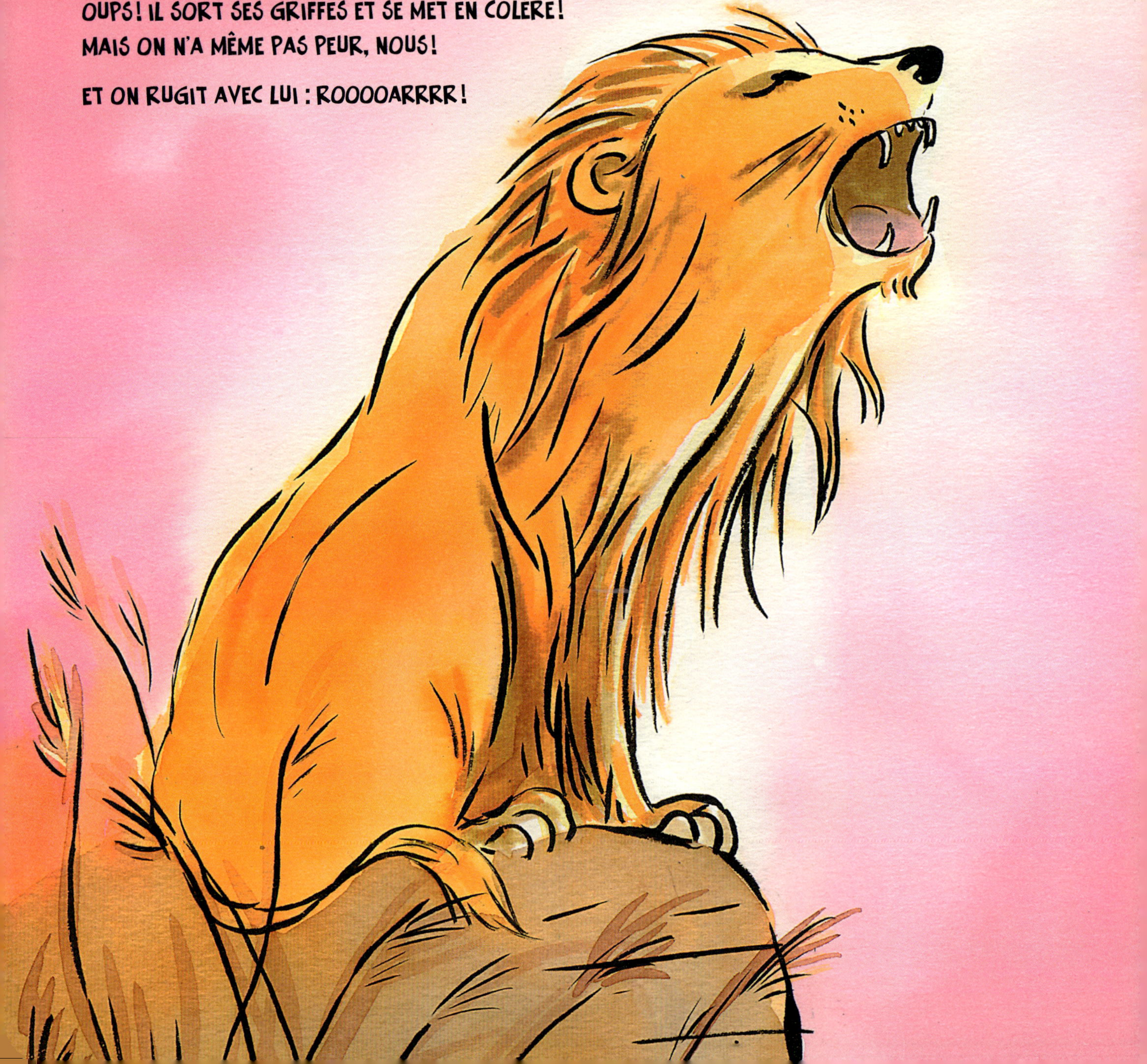

Kika et son petit singe font
la posture du lion

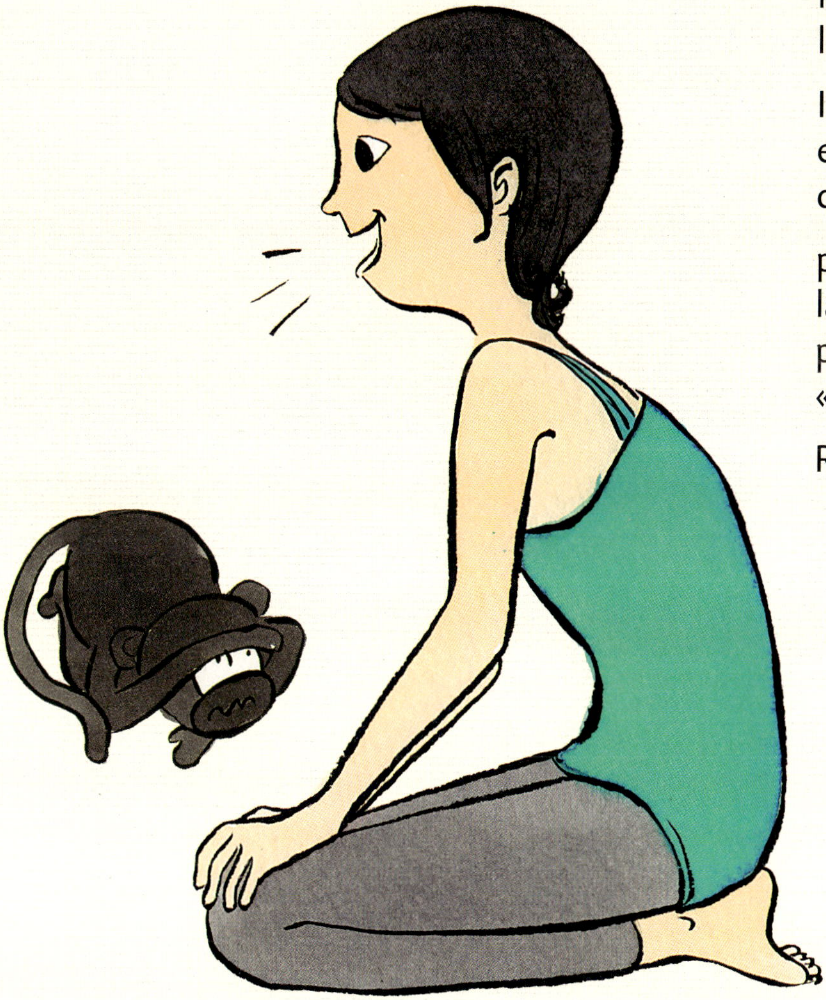

Assis sur les talons,
dos droit,

écarte légèrement
les genoux et pose
les mains dessus.

Inspire profondément
en prenant beaucoup
d'air dans tes narines,

puis ouvre grand
la bouche, langue
pendante, et fais :
« Haaa ! »

Répète 4 fois.

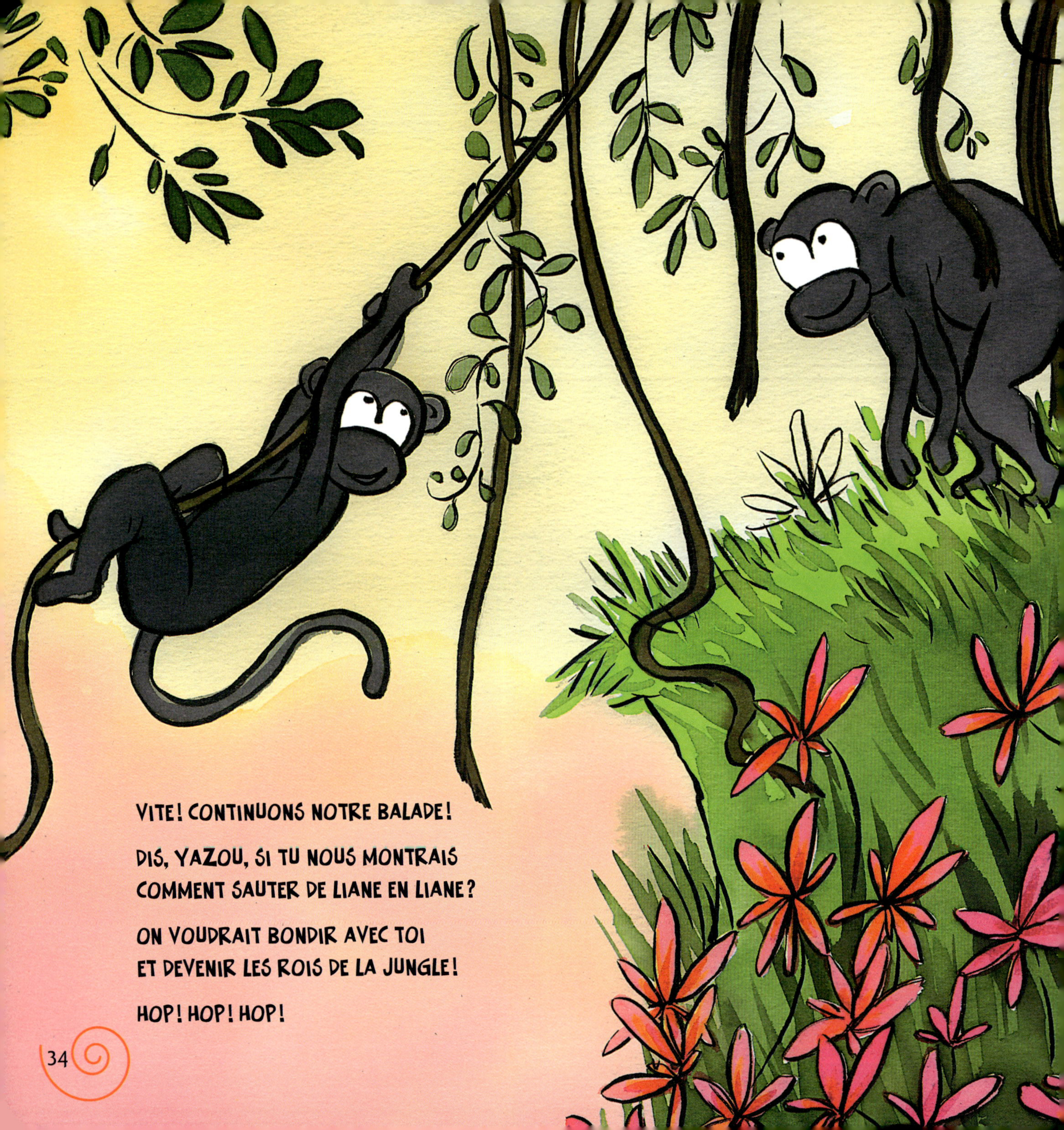

VITE ! CONTINUONS NOTRE BALADE !

DIS, YAZOU, SI TU NOUS MONTRAIS
COMMENT SAUTER DE LIANE EN LIANE ?

ON VOUDRAIT BONDIR AVEC TOI
ET DEVENIR LES ROIS DE LA JUNGLE !

HOP ! HOP ! HOP !

Kika et son petit singe font

la posture du singe

Debout,
le buste penché
en avant,

les jambes
légèrement
écartées et pliées,

relâche la tête
et les bras, et fais
des petits bonds.

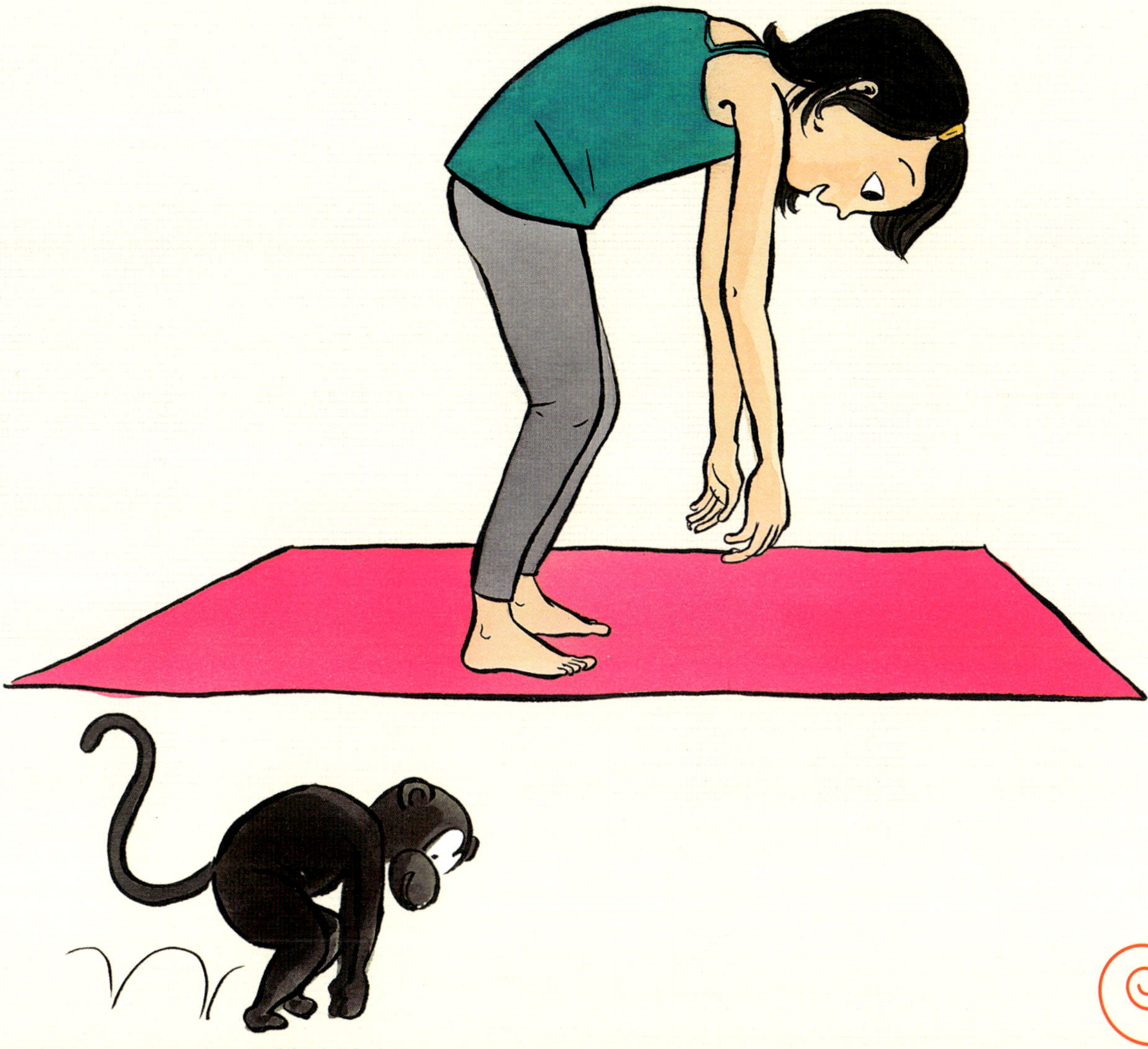

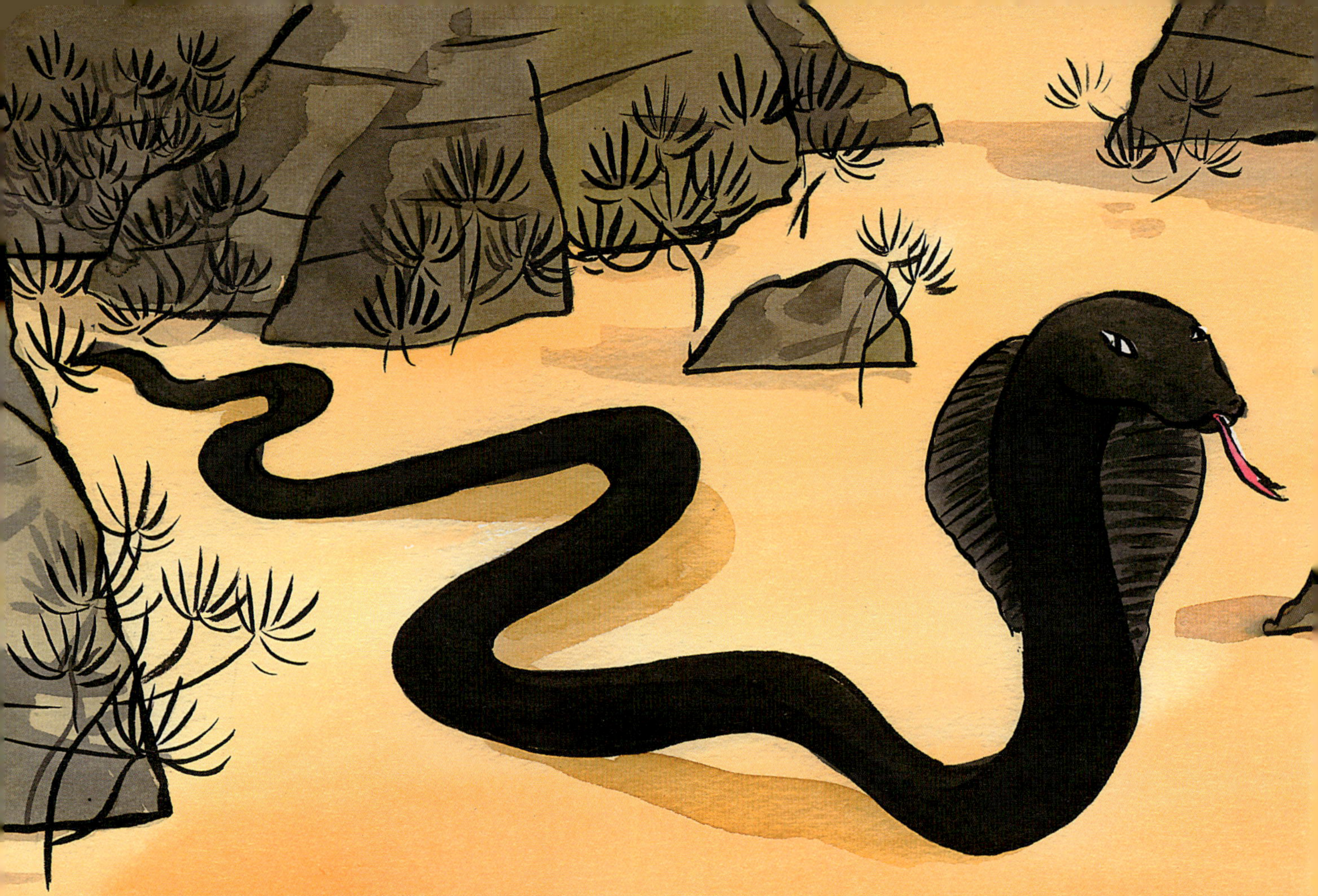

CHUT ! UN SERPENT QUI FAIT SON ÉLÉGANT.

C'EST UN COBRA !

IL A TERMINÉ SA SIESTE AU SOLEIL.
AU SON D'UNE FLÛTE, ON ONDULE AVEC LUI
ET ON SIFFLE LONGTEMPS... SSSSSSSSSS !

Kika et son petit singe font
la posture du cobra

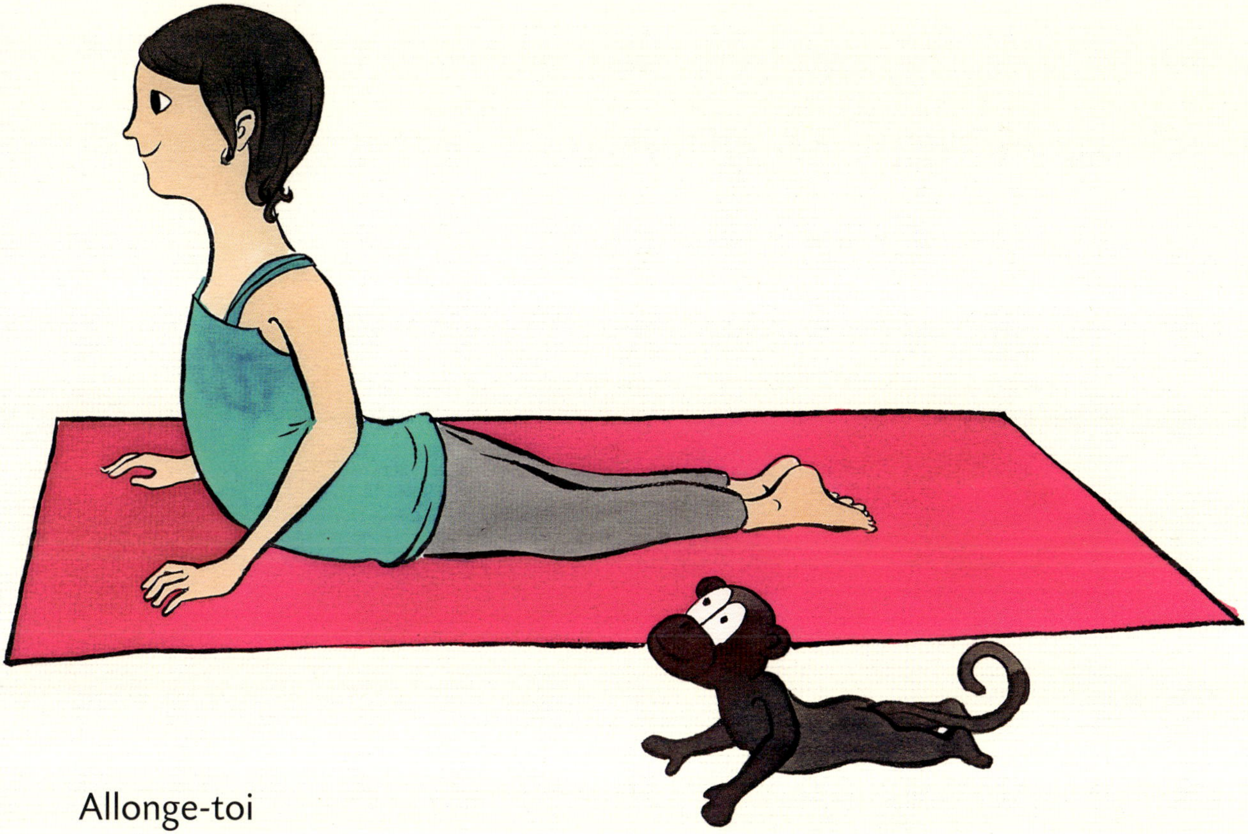

Allonge-toi
sur le ventre,

resserre bien
les jambes,

replie les coudes
et pose tes mains
au niveau des épaules,
front sur le sol.

Puis, prends
une grande
inspiration,

élève le buste
et incline la tête
légèrement
en arrière.

La bouche
entrouverte,
expire et repose
le buste au sol,
en prononçant
un long SSSSSS !

Répète 3 fois.

REGARDE CE DRÔLE DE BOUT DE BOIS QUI FLOTTE :
C'EST UN ÉNOOOORME CROCODILE !

SA MAISON EST LE FLEUVE. SA PUISSANCE EST IMMENSE.

SOYONS AUSSI AGILES QUE LUI !

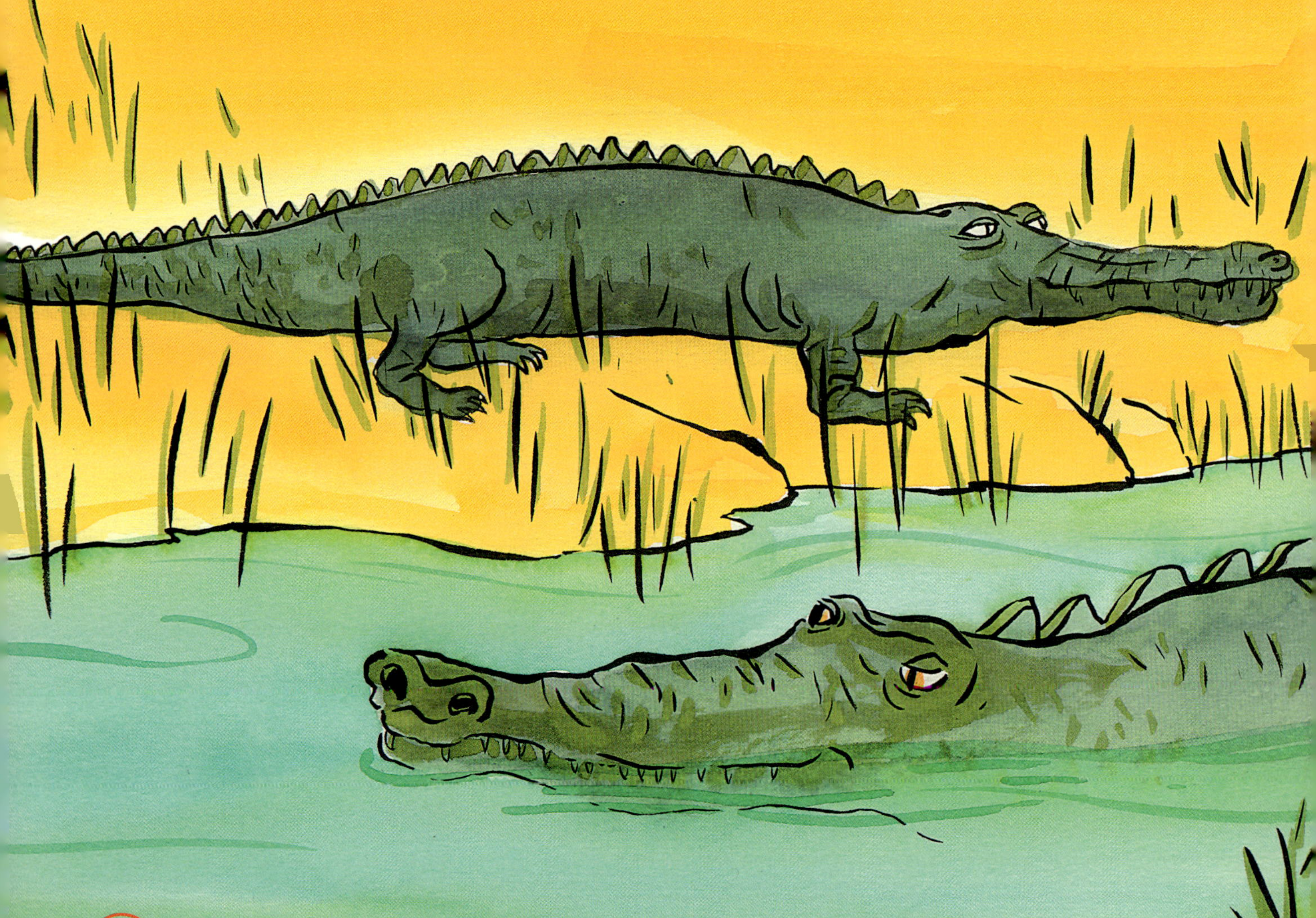

 Ici, si tu le veux, va à la page 58 écouter l'histoire relaxante Dans le ciel.

Kika et son petit singe font

la posture du crocodile

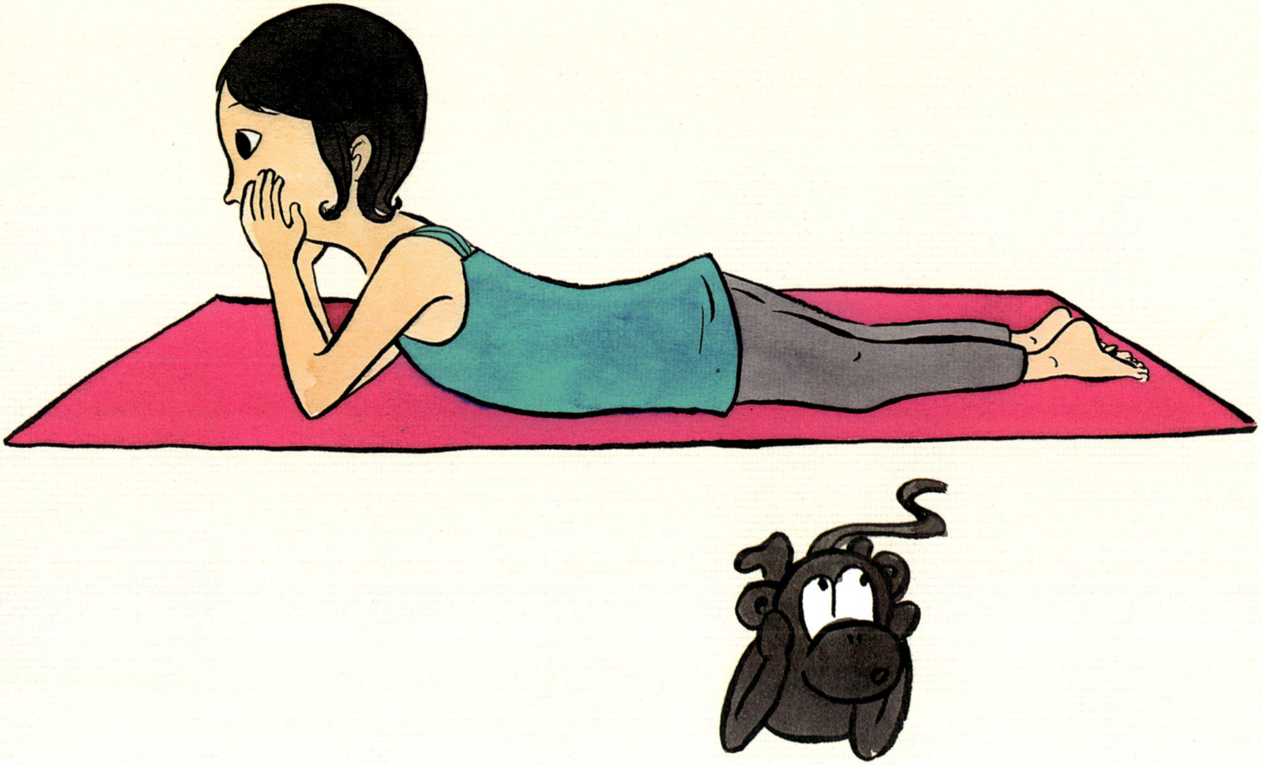

Allonge-toi
sur le ventre,

resserre bien
les jambes,

plie tes coudes
et pose les mains
sur chacune
de tes joues,

et regarde loin
devant toi, les yeux
bien ouverts.

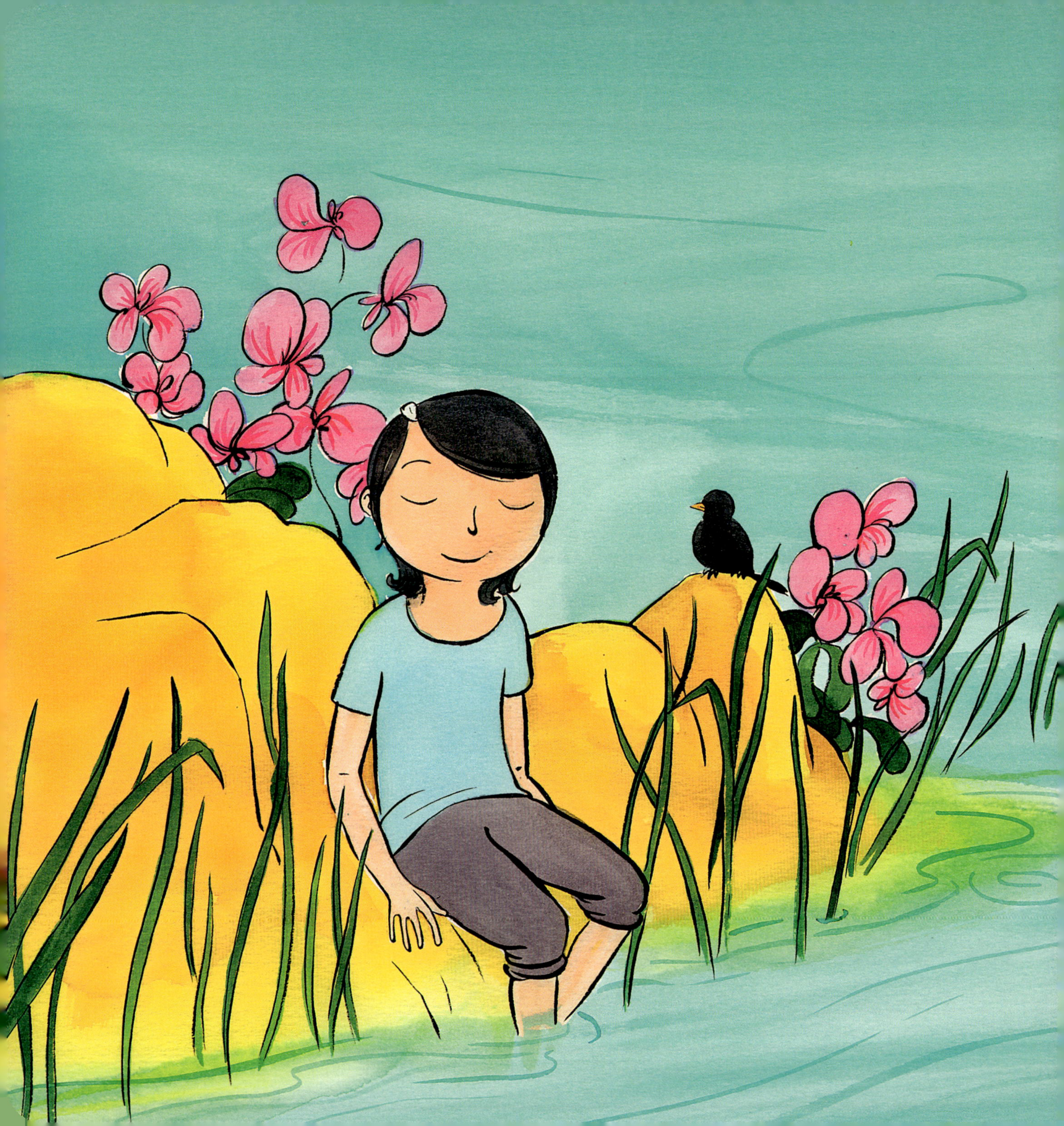

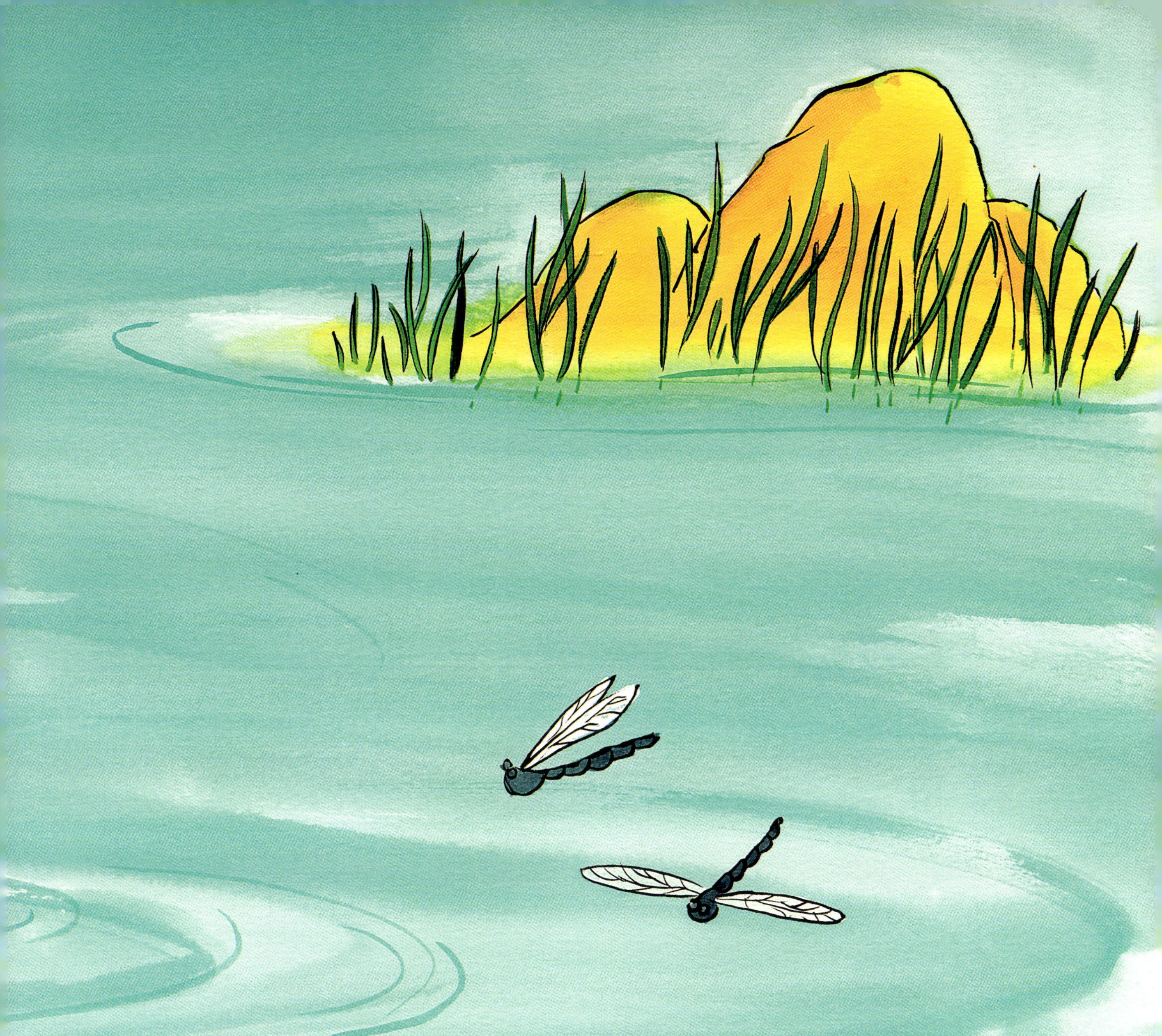

Je me repose

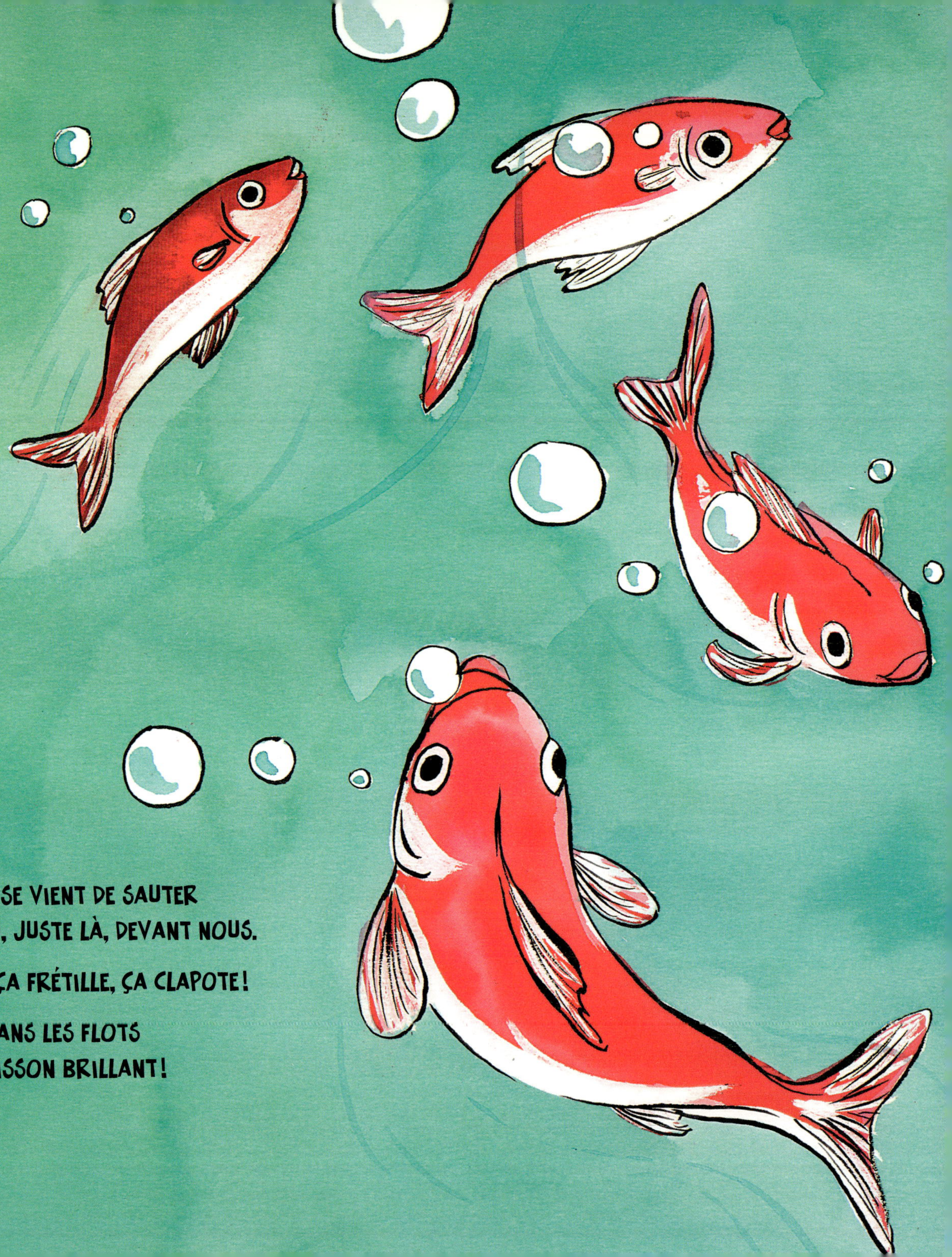

PLOUF !

QUELQUE CHOSE VIENT DE SAUTER
HORS DE L'EAU, JUSTE LÀ, DEVANT NOUS.

ÇA SCINTILLE, ÇA FRÉTILLE, ÇA CLAPOTE !

PLONGEONS DANS LES FLOTS
COMME CE POISSON BRILLANT !

Kika et son petit singe font

la posture du poisson

Allongé sur le dos,
jambes jointes,

garde les pieds
et les genoux bien serrés
l'un contre l'autre.

Respire profondément,
les paumes des mains
en appui sur le sol,

et incline doucement
la tête en arrière.

Pose le sommet
du crâne sur le sol
si tu le veux.

Reste dans la posture
quelques instants.

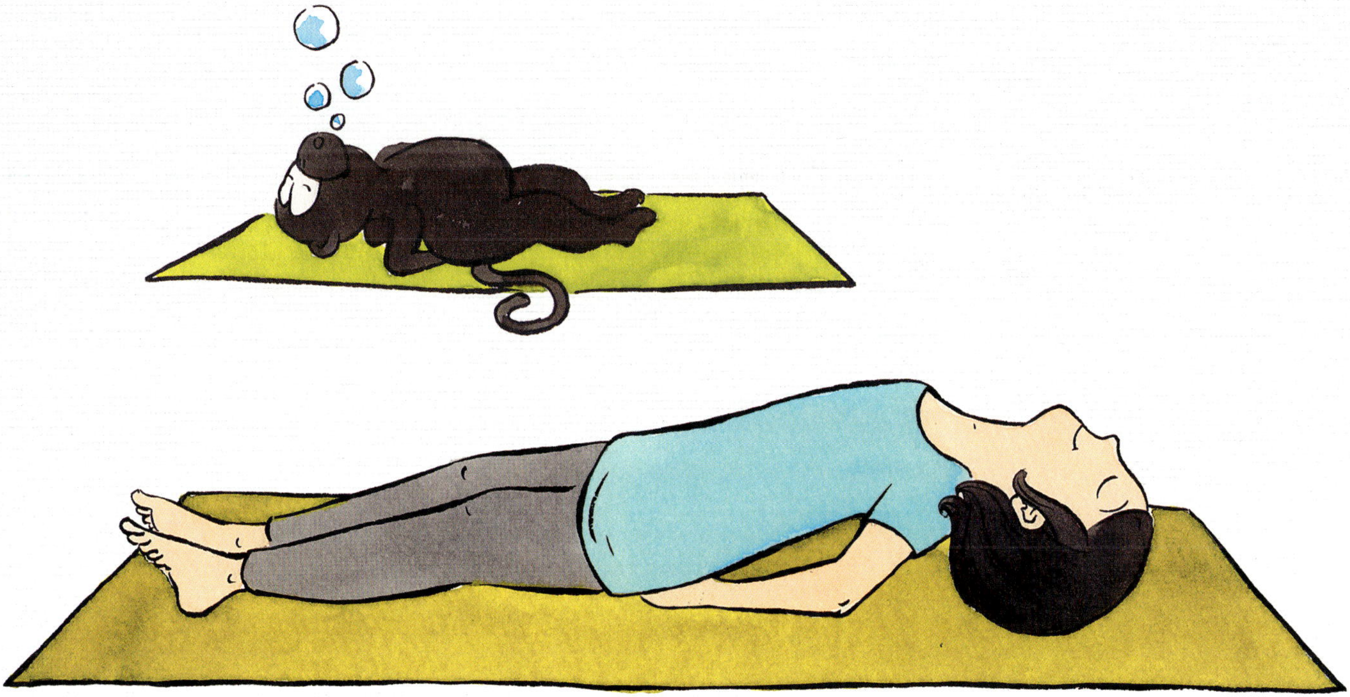

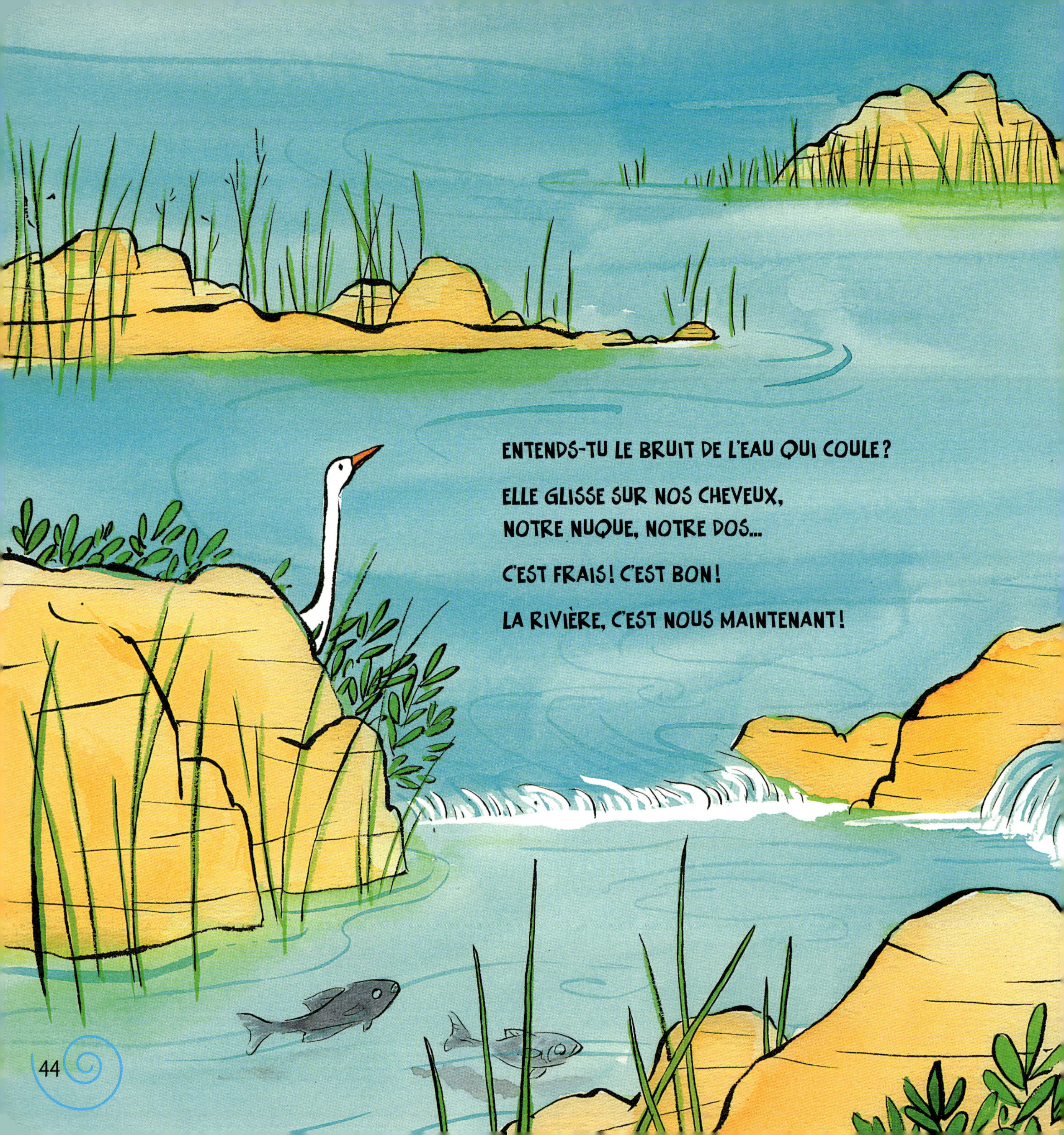

ENTENDS-TU LE BRUIT DE L'EAU QUI COULE ?

ELLE GLISSE SUR NOS CHEVEUX,
NOTRE NUQUE, NOTRE DOS…

C'EST FRAIS ! C'EST BON !

LA RIVIÈRE, C'EST NOUS MAINTENANT !

Kika et son petit singe font

la posture de la rivière

Assis,

les jambes allongées
devant toi,

le dos droit,

respire calmement.

Puis penche-toi
en avant et essaie
d'attraper tes orteils
avec les mains.

Couche-toi
sur tes jambes
pour y poser la tête.

Répète 3 fois
cette posture.

Replie un peu
les genoux
si tu préfères.

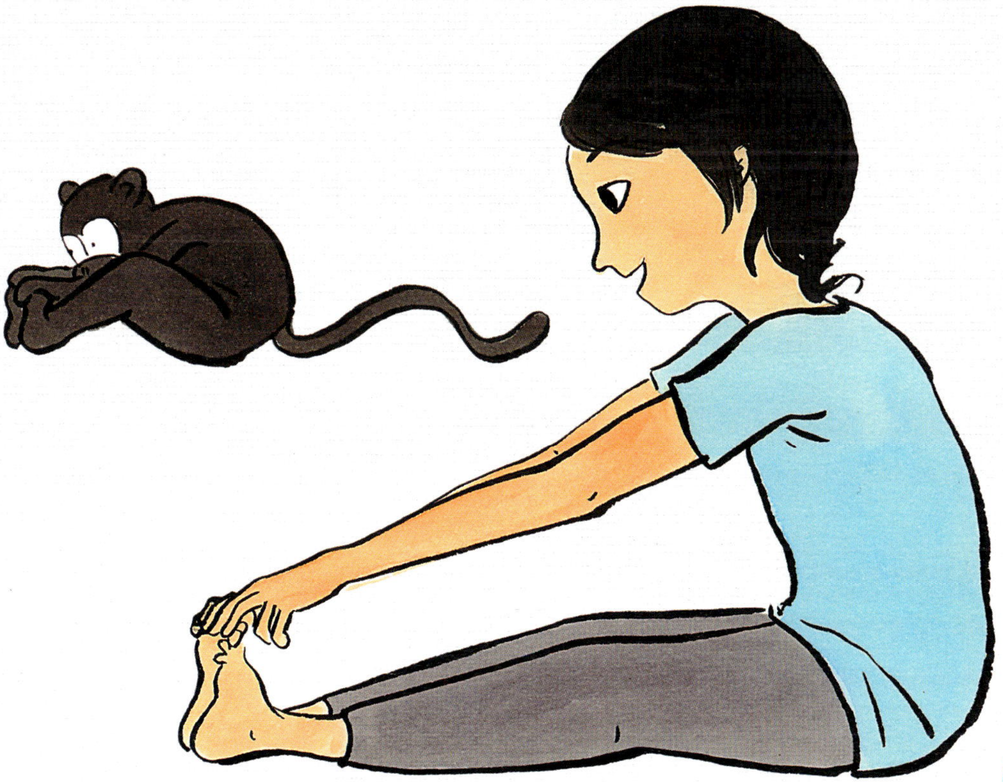

ET SI ON SE REPOSAIT, YAZOU ? QUAND ON VOYAGE, IL FAUT SOUFFLER UN PEU !

CETTE BELLE FLEUR DE LOTUS EST AUSSI CONFORTABLE QU'UN PETIT CANAPÉ !

ON S'ASSIED, ON RESPIRE DOUCEMENT, ON FERME LES YEUX, ON NE PENSE PLUS À RIEN...

ON EST BIEN, TOUT SIMPLEMENT.

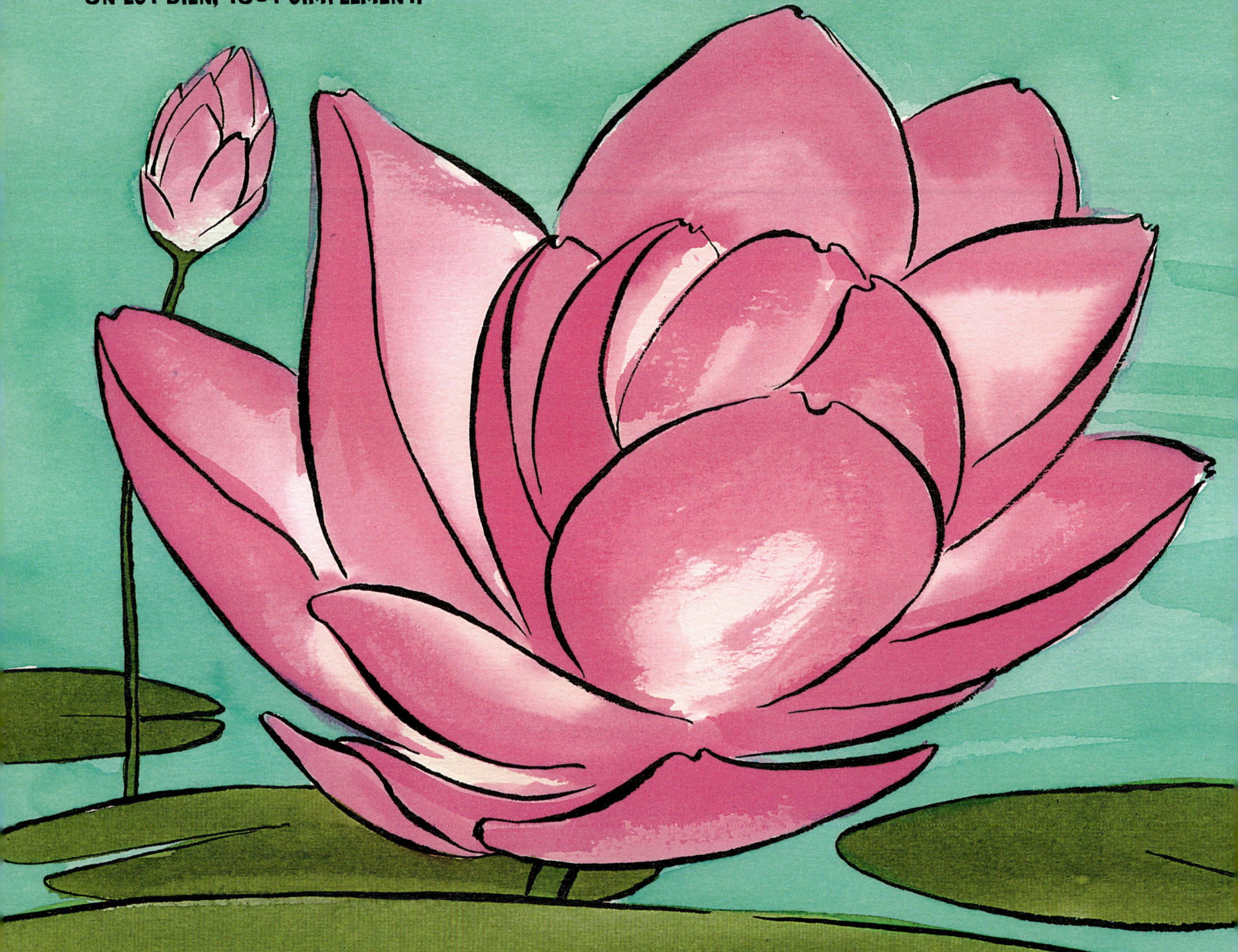

Et maintenant, si tu le veux, va à la page 50 écouter l'histoire relaxante Sous l'eau.

Kika et son petit singe font **la posture du demi-lotus**

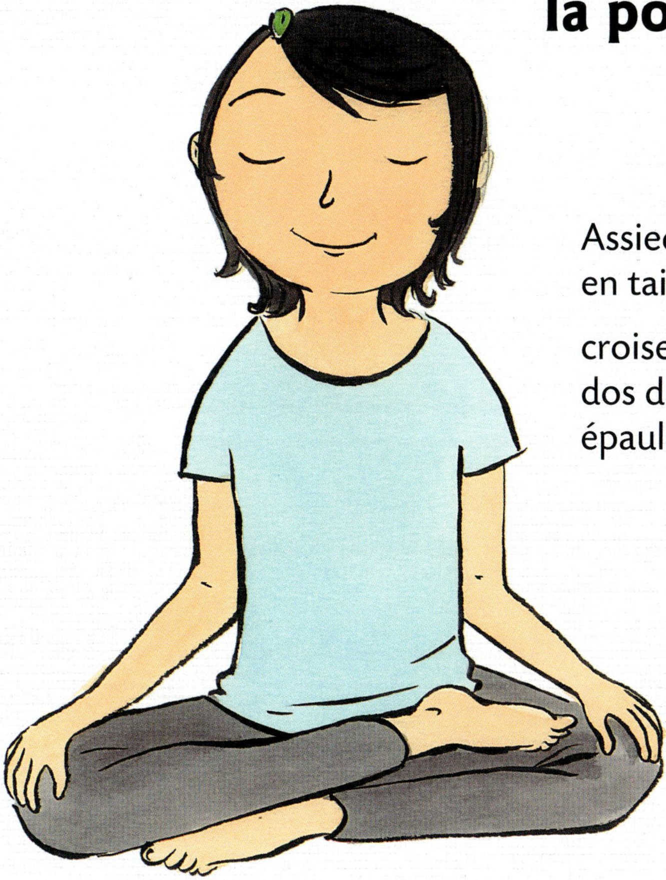

Assieds-toi
en tailleur,

croise les jambes,
dos droit,
épaules relâchées.

Puis place le pied
droit sur la cuisse
gauche,

ferme les yeux,

pose les mains
sur tes genoux,

inspire
profondément
et expire.

Répète 2 fois
de chaque côté.

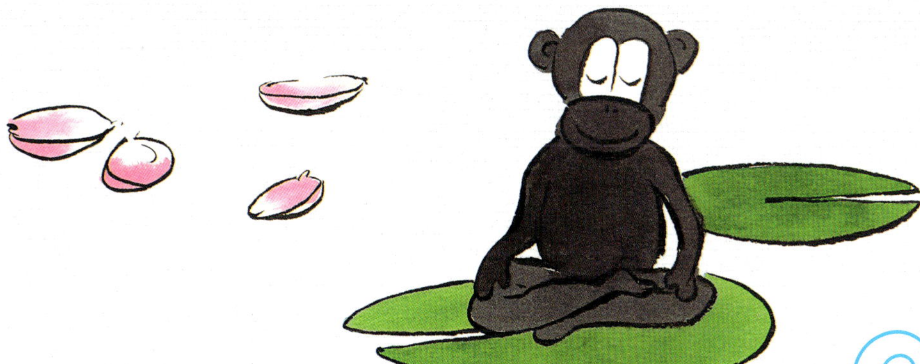

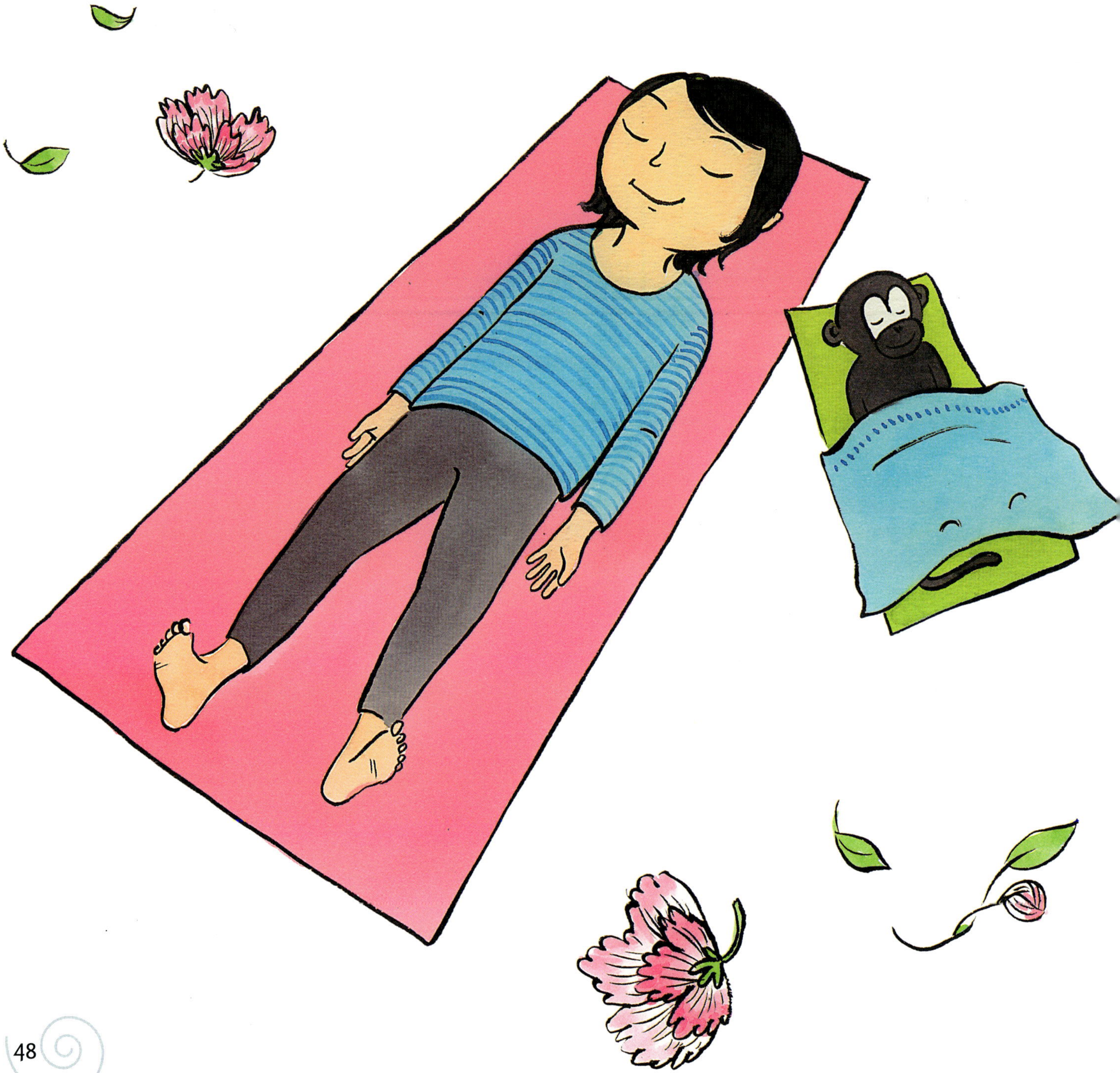

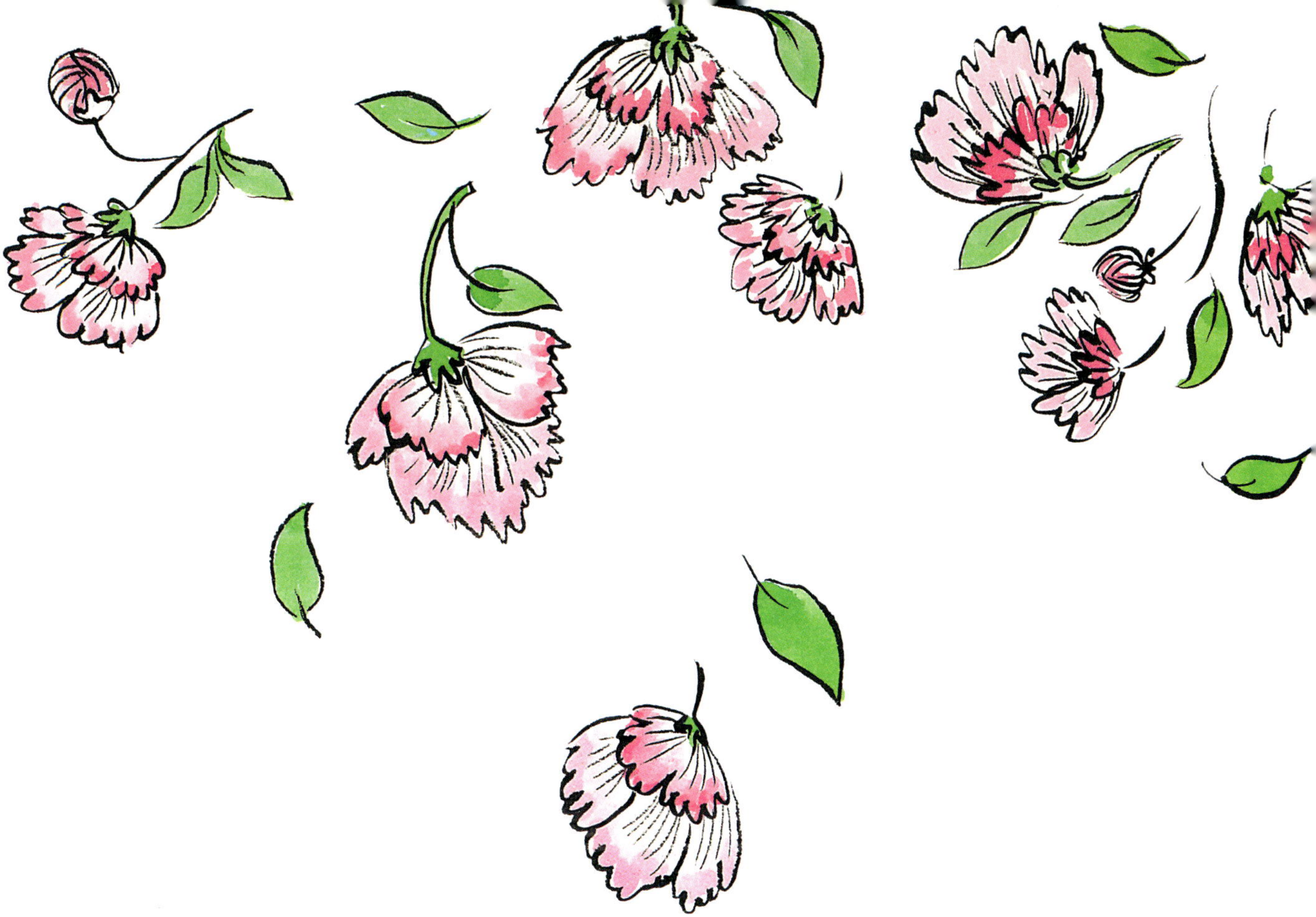

Histoires relaxantes

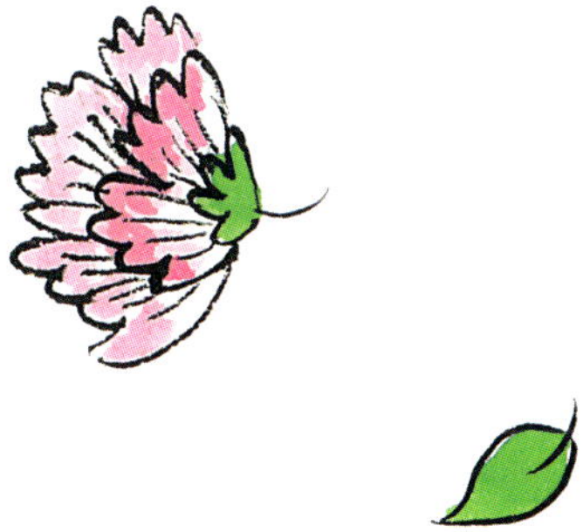

Sous l'eau

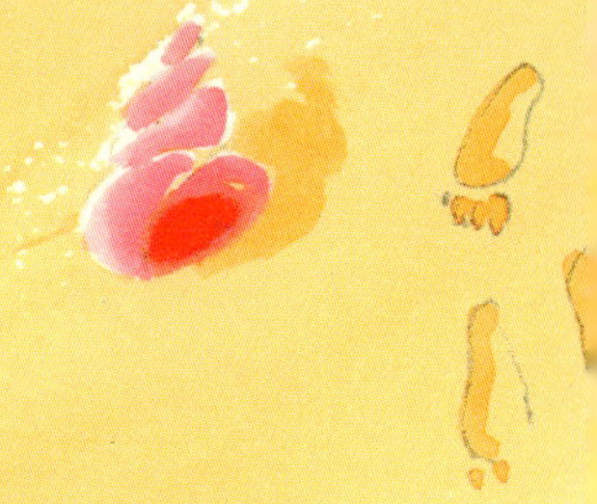

Allonge-toi sur le dos et ferme les yeux. Écarte un peu les bras et les jambes, les paumes de tes mains tournées vers le ciel, et respire profondément. Tes pieds, tes jambes, ton ventre se relâchent. Tes épaules se relâchent. Ta nuque, ton dos, tes bras et ta tête se relâchent. Ton corps se détend de plus en plus. Respire tranquillement et laisse-toi porter par cette histoire. C'est un petit voyage reposant...

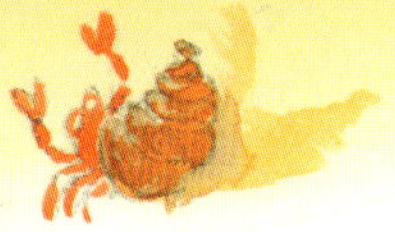

C'est un après-midi d'été et tu marches sur une très belle plage.

Il fait chaud ! Tu respires, tu t'étires et le sable chatouille la plante de tes pieds. Tu es en vacances. Tu as tout ton temps.
Quel bonheur !

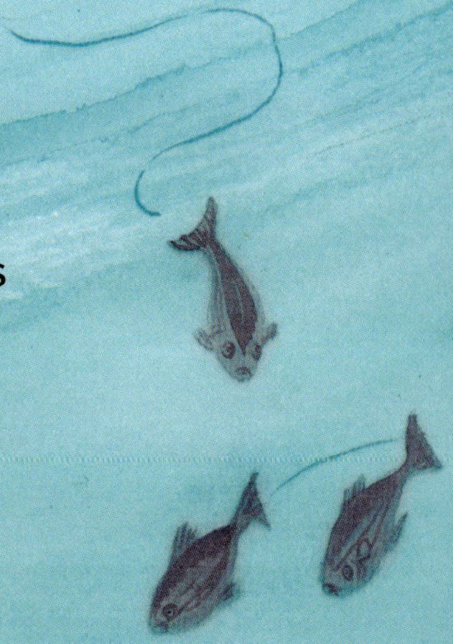

Et si tu plongeais dans l'eau claire pour te rafraîchir ? La mer est là, toute bleue, elle scintille, elle t'attend. Pourquoi ne pas te transformer en un poisson argenté et rejoindre tous ces petits poissons qui s'amusent dans les flots ? Et hop ! Un petit plouf, et te voilà sous l'eau ! Tout est calme.

Tu nages lentement, tu ouvres grand les yeux. Tu sens l'eau glisser le long de ton corps : elle te fait de minuscules guilis.

Tu es léger et tu te glisses facilement entre les algues et les coraux multicolores qui décorent le fond de la mer. Ici, ce sont des poissons bleus et jaunes qui font la course. Là, de jolis poissons-clowns qui se cachent parmi les anémones.

Un drôle de crabe avance. Une étoile de mer fait la sieste enfouie dans le sable comme sous une couverture.

Que de choses à contempler au fond de l'océan ! Tu te sens bien, aussi agile qu'un dauphin. C'est magique d'avancer si facilement sous l'eau !

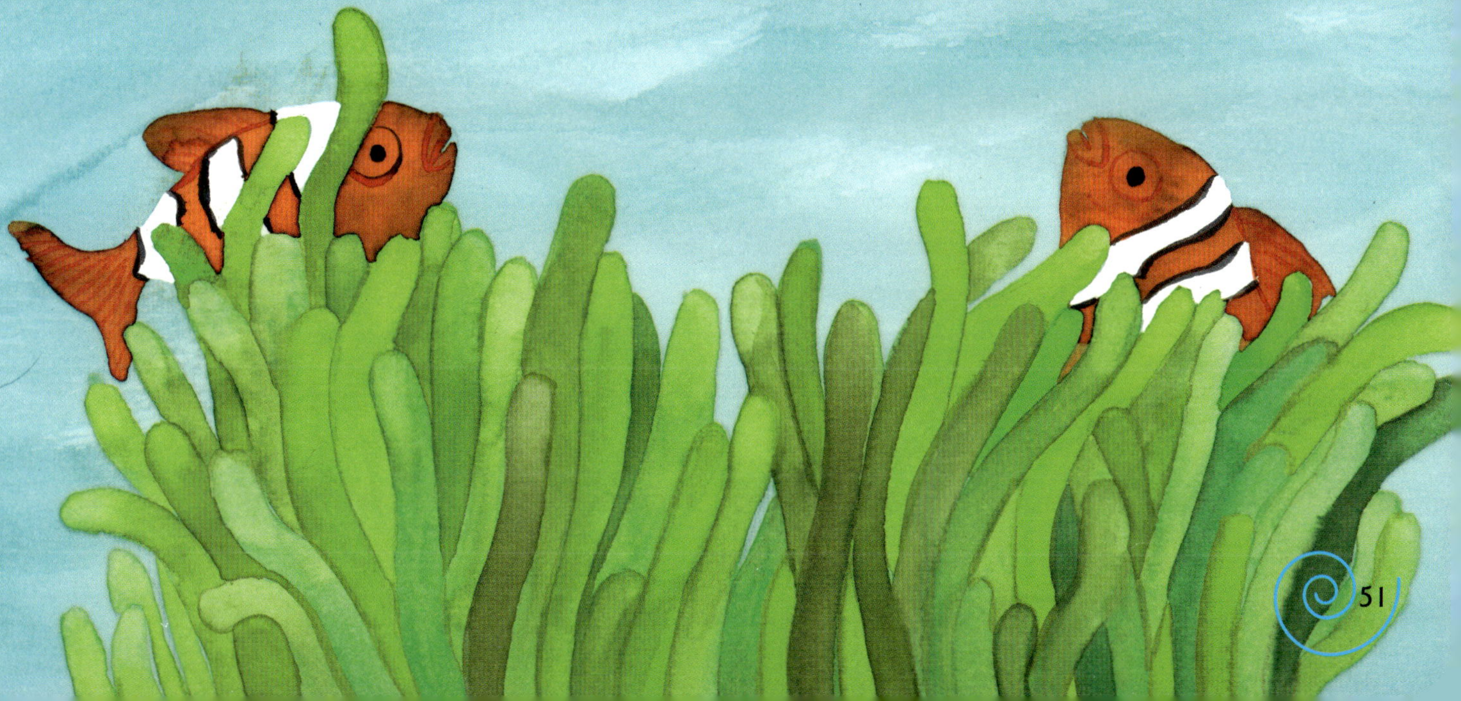

Oh ! Une ribambelle de bulles ! Sûrement celles d'un poisson qui bavarde avec son copain. Elles sont en train de remonter à la surface. Tu décides de suivre ces petites bulles rondes. Et très vite, la lumière est plus forte lorsque tu nages vers le haut.

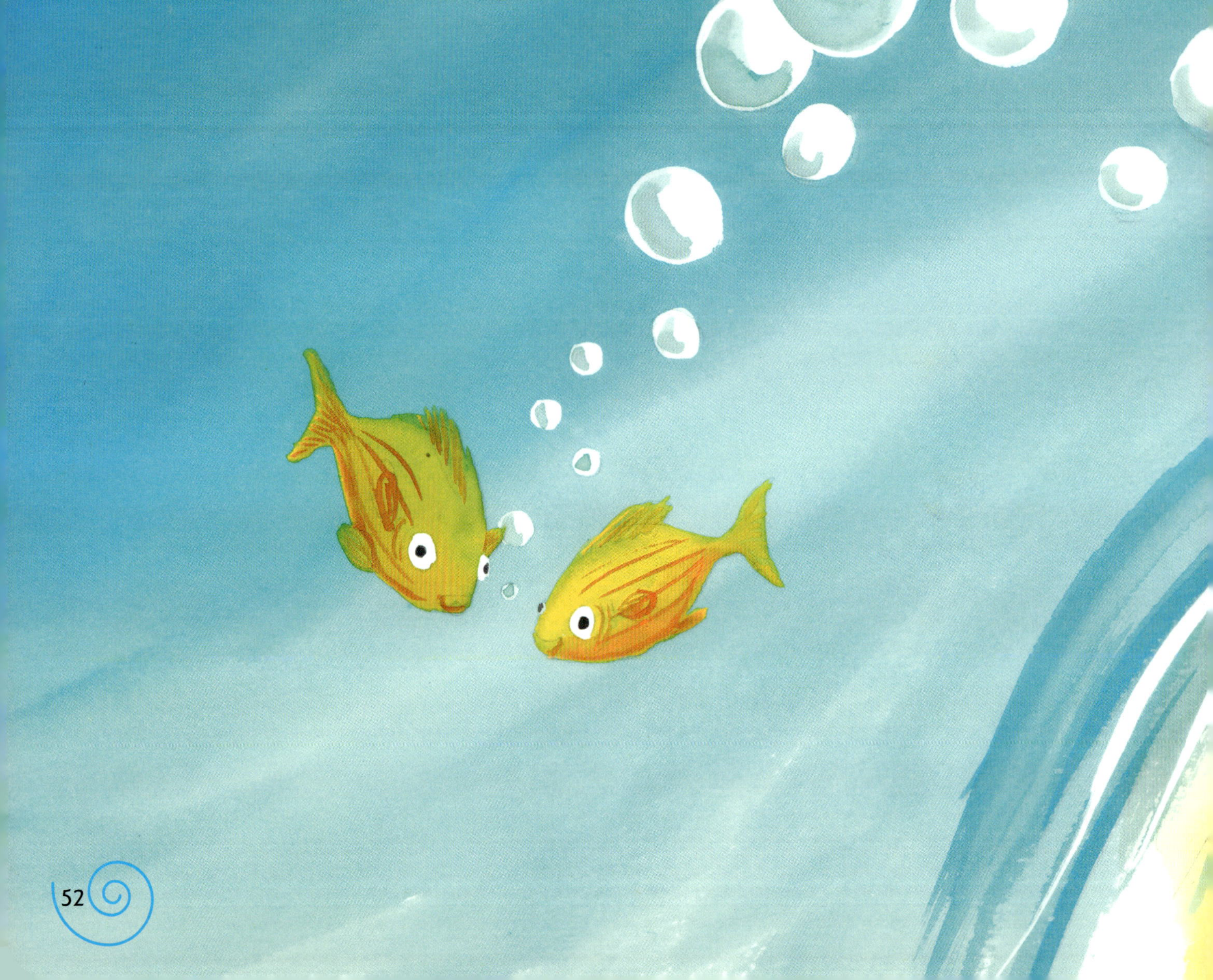

Ça y est, tu as atteint la surface ! Ta tête jaillit hors de l'eau. Et aussitôt, tu sens le soleil et sa douce chaleur. Tu reviens vers la plage et tu t'allonges sur le sable, tout au bord de la mer.

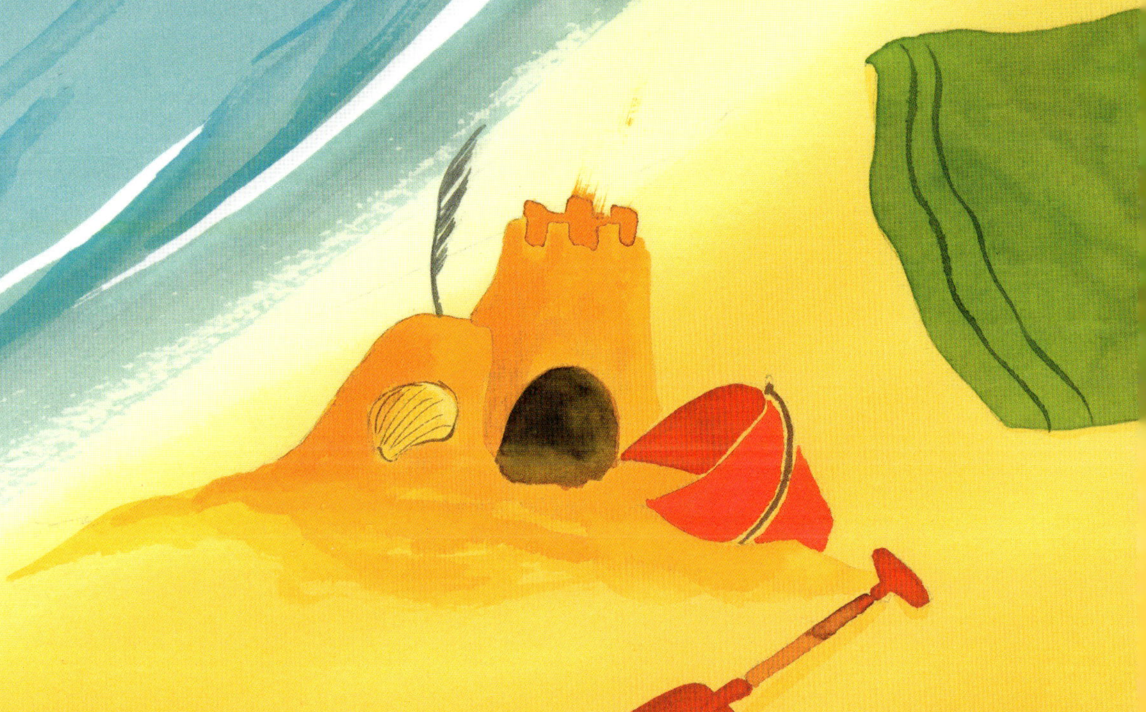

Tu as accompli un merveilleux voyage au pays des poissons argentés.

Tu as fait de belles découvertes.

Tu es heureux et tu souris.

Puis, tout doucement, tu ouvres les yeux, tu étires tes bras et tes jambes, tu bâilles si tu en ressens le besoin, tu restes allongé encore quelques instants puis tu te relèves quand tu en as envie.

Au soleil

Allonge-toi sur le dos et ferme les yeux. Écarte un peu les bras et les jambes, les paumes de tes mains tournées vers le ciel, et respire profondément. Tes pieds, tes jambes, ton ventre se relâchent. Tes épaules se relâchent. Ta nuque, ton dos, tes bras et ta tête se relâchent. Ton corps se détend de plus en plus.
Respire tranquillement et laisse-toi porter par cette histoire.
C'est un petit voyage reposant...

C'est un joli matin d'hiver. Tu es assis dans ta chambre, sur ton lit, la fenêtre est entrouverte. Le soleil brille déjà fort dans le ciel. C'est une immense boule jaune qui étincelle de toute sa splendeur. Une magnifique journée commence !

L'air est un peu frais. Le petit vent qui entre dans ta chambre réveille ta peau. Tu respires les parfums du matin, l'odeur du pain grillé et du chocolat chaud !
Tu te sens bien.

Tiens, le soleil est coquin, il a envie de jouer avec toi ! Il te suit, il te chatouille, il veut éclairer tout ton corps, de tes doigts de pied jusqu'au sommet de ta tête. Ses rayons s'amusent à réchauffer tes orteils, tes jambes, ton ventre, ton torse, ton dos, tes bras et le bout de tes doigts. Tu sens leur caresse sur ton nez, sur tes paupières, sur ton front et sur tes cheveux.

Tu es heureux que le soleil soit là, avec toi, heureux qu'il t'offre toute son énergie. Tu ressens profondément sa puissance et sa sagesse.

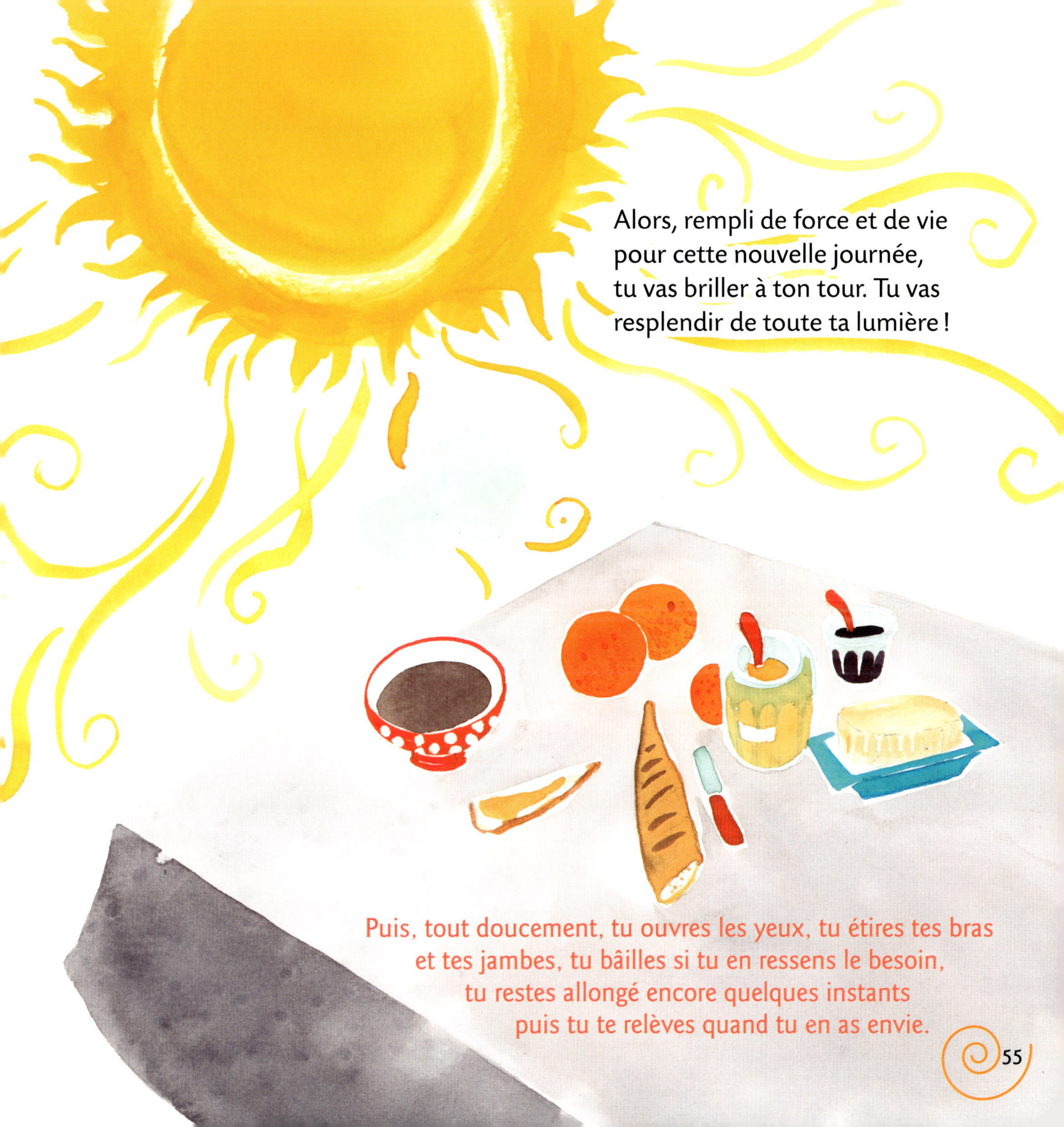

Alors, rempli de force et de vie
pour cette nouvelle journée,
tu vas briller à ton tour. Tu vas
resplendir de toute ta lumière !

Puis, tout doucement, tu ouvres les yeux, tu étires tes bras
et tes jambes, tu bâilles si tu en ressens le besoin,
tu restes allongé encore quelques instants
puis tu te relèves quand tu en as envie.

Dans le jardin

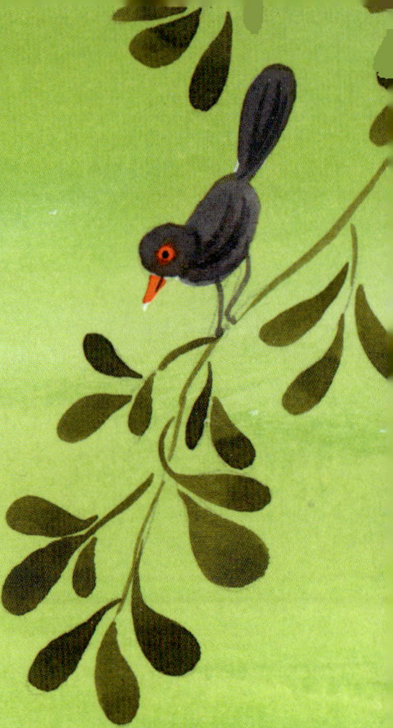

Allonge-toi sur le dos et ferme les yeux. Écarte un peu les bras et les jambes, les paumes de tes mains tournées vers le ciel, et respire profondément. Tes pieds, tes jambes, ton ventre se relâchent. Tes épaules se relâchent. Ta nuque, ton dos, tes bras et ta tête se relâchent. Ton corps se détend de plus en plus. Respire tranquillement et laisse-toi porter par cette histoire. C'est un petit voyage reposant...

Tu es devant un très joli portail bleu. Tu ne sais pas ce que tu vas trouver de l'autre côté, mais tu décides de le pousser : tu découvres alors un jardin magnifique, rempli de fleurs et de grands arbres.

Tu retires tes chaussures et tu sens sous tes pieds nus la fraîcheur de l'herbe. Tu souris. C'est enfin le printemps ! Tu respires et tu reconnais l'odeur de l'herbe coupée, et puis celle de la terre humide après la pluie.

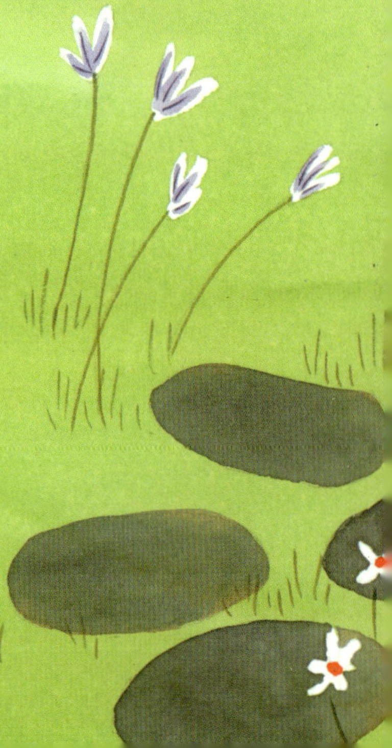

Autour de toi, les arbres sont couverts de jeunes feuilles. Tu t'approches de l'un d'eux. C'est un arbre qui te plaît beaucoup : ses racines dépassent de la terre, son écorce est épaisse, il a une grande force, il a peut-être plus de cent ans ! Tu touches son tronc et tu te sens protégé par sa présence. Toi aussi, tu es fort et calme à la fois.

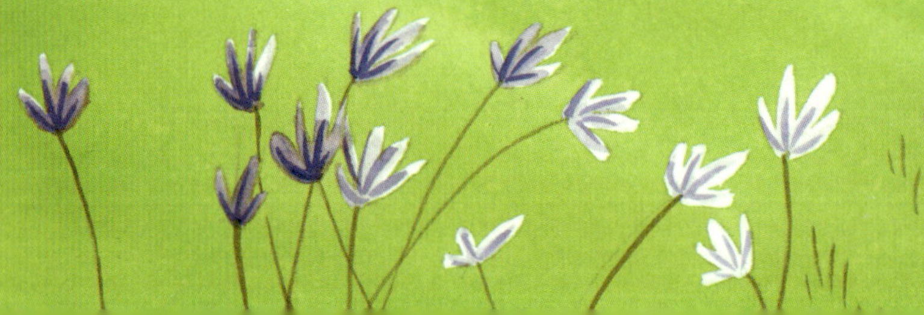

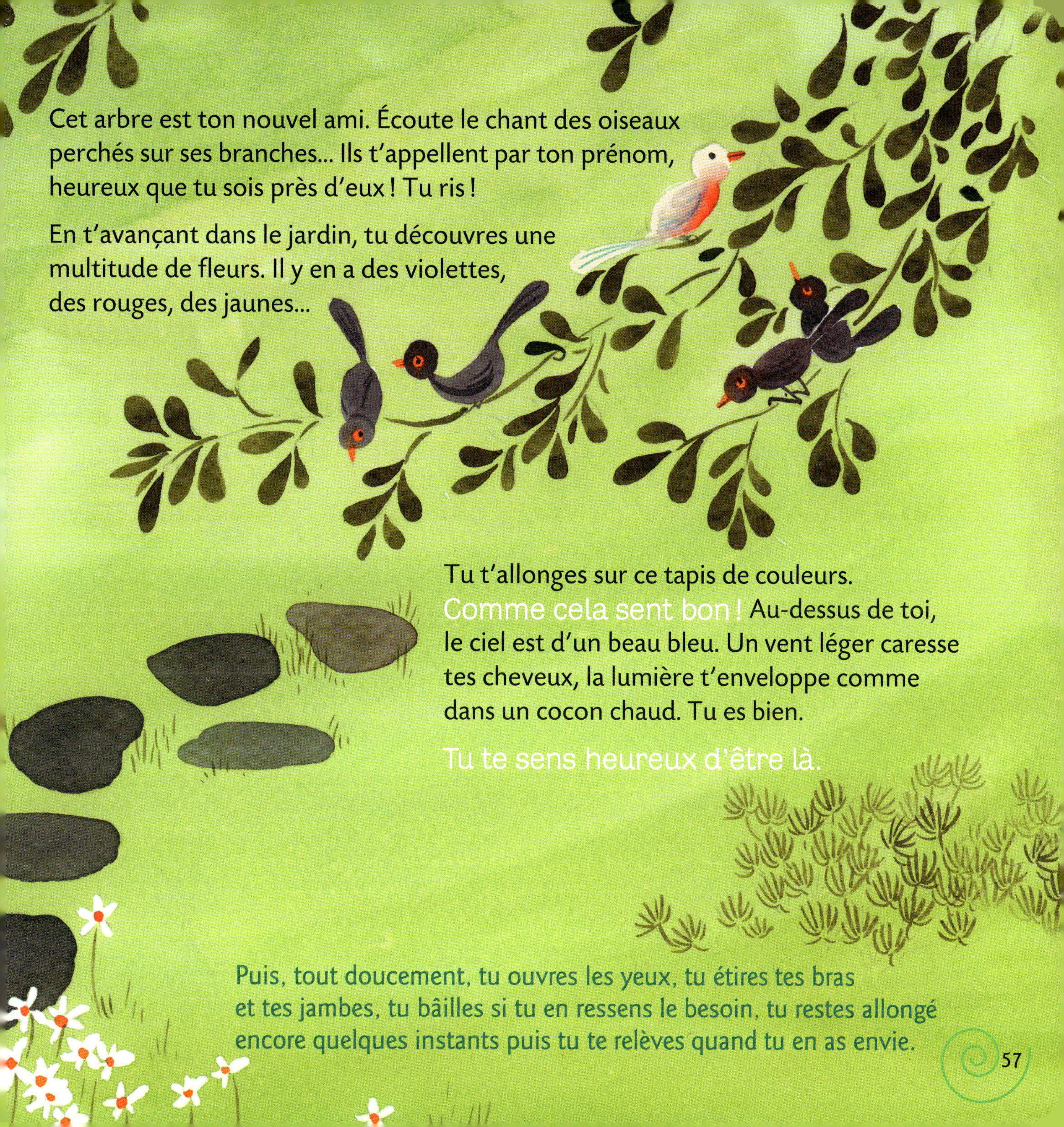

Cet arbre est ton nouvel ami. Écoute le chant des oiseaux perchés sur ses branches... Ils t'appellent par ton prénom, heureux que tu sois près d'eux ! Tu ris !

En t'avançant dans le jardin, tu découvres une multitude de fleurs. Il y en a des violettes, des rouges, des jaunes...

Tu t'allonges sur ce tapis de couleurs. Comme cela sent bon ! Au-dessus de toi, le ciel est d'un beau bleu. Un vent léger caresse tes cheveux, la lumière t'enveloppe comme dans un cocon chaud. Tu es bien.

Tu te sens heureux d'être là.

Puis, tout doucement, tu ouvres les yeux, tu étires tes bras et tes jambes, tu bâilles si tu en ressens le besoin, tu restes allongé encore quelques instants puis tu te relèves quand tu en as envie.

Dans le ciel

Allonge-toi sur le dos et ferme les yeux. Écarte un peu les bras et les jambes, les paumes de tes mains tournées vers le ciel, et respire profondément. Tes pieds, tes jambes, ton ventre se relâchent. Tes épaules se relâchent. Ta nuque, ton dos, tes bras et ta tête se relâchent. Ton corps se détend de plus en plus. Respire tranquillement et laisse-toi porter par cette histoire. C'est un petit voyage reposant...

Tu habites une grande ville, dans un immeuble très haut. Quand tu es en bas et que tu lèves le nez pour le regarder, tu as l'impression qu'il dépasse les nuages ! Aujourd'hui, c'est un mercredi d'automne et tu décides de monter jusqu'à la terrasse au dernier étage de ton immeuble.
Hop, hop ! quelques marches encore, tu pousses une petite porte et tu y es !

Tu enlèves tes chaussures : il y a là une pelouse, aussi verte que celle du parc où tu joues souvent. Tu adores venir te reposer ici dès que tu en as le temps.
Tu te sens grand et fort.

C'est un endroit magique, qui semble flotter au-dessus de la ville. De beaux nuages blancs recouvrent les toits des maisons, le bruit des voitures, les lumières des rues. Comme ils ont l'air doux, ces nuages ! On a envie de les toucher. On dirait de la barbe à papa ! Tiens, une famille d'oiseaux passe au loin, et tu leur lances un grand bonjour !

Tu marches vers le banc en bois vert que tu connais bien et sur lequel tu aimes t'allonger pour y feuilleter tes livres préférés. Mais là, qui vois-tu ? Ton meilleur ami ! Il voulait te faire une surprise ! Tu es tout content et tu ris avec lui. Tous les deux, vous restez assis dans ce nid merveilleux perché au-dessus des nuages et vous contemplez le paysage.

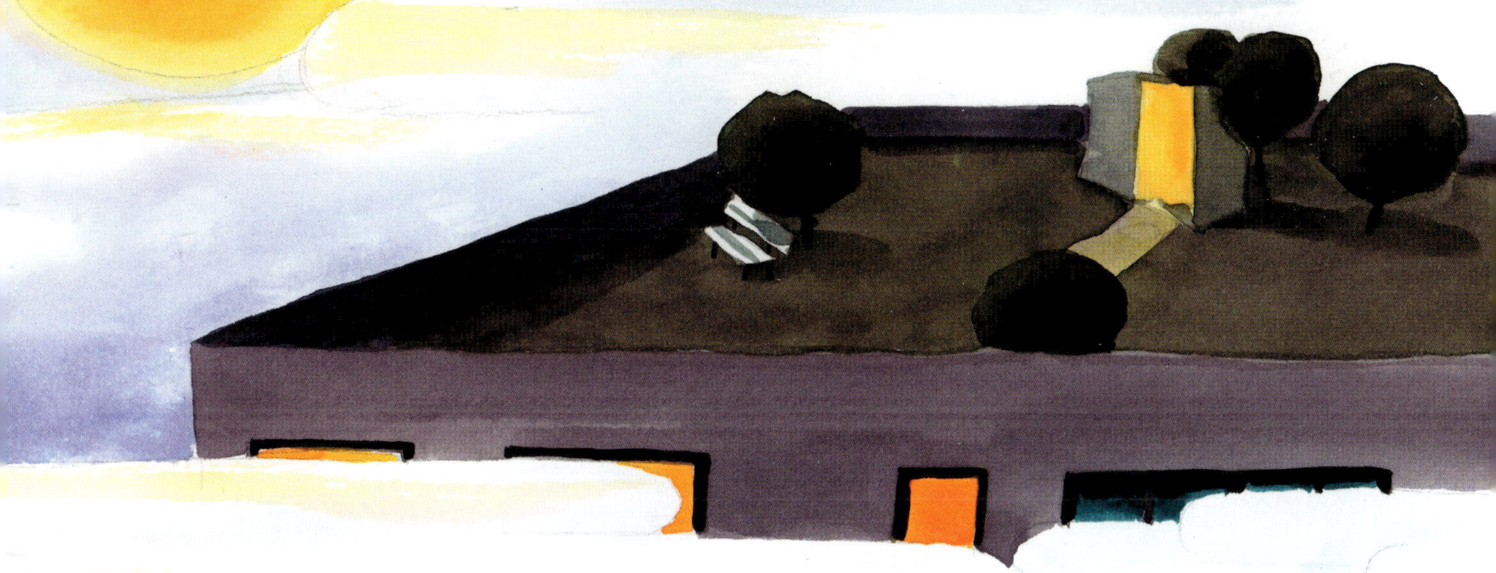

Le ciel bleu se teinte de rose, et voici la lune qui apparaît déjà, une grosse boule blanche et lumineuse qui brillera un peu plus tard dans la nuit. Tu vas rentrer chez toi avec ton ami.

Tu te sens calme et joyeux.

Puis, tout doucement, tu ouvres les yeux, tu étires tes bras et tes jambes, tu bâilles si tu en ressens le besoin, tu restes allongé encore quelques instants puis tu te relèves quand tu en as envie.

Notes pour les parents et les enseignants

Plus qu'un manuel, cet ouvrage est une initiation ludique à la discipline ancestrale qu'est le yoga. Pour l'enfant, le yoga est un monde fascinant d'exploration et de mimétisme. Sa pratique permet de le sensibiliser à l'univers des animaux et à la nature tout en l'éveillant à la conscience de son propre corps.

Comment faire du yoga avec un enfant ?

Cet ouvrage offre 2 types d'applications :

– si l'enfant souhaite suivre, seul ou accompagné, une séance complète de yoga (40 à 45 minutes environ), il effectuera les 14 postures proposées (pages 14 à 47) et choisira une relaxation finale parmi les 4 qui lui sont offertes (pages 50 à 59) ;

– s'il préfère suivre une petite séance courte de 10 minutes environ, il choisira un seul chapitre. En effet, une séance complète est divisée en 4 chapitres identifiables par leur couleur (*voir* les explications de Kika en page 9).

Parents, enseignants et enfant(s) opteront ainsi pour la séance la mieux adaptée au moment de la journée et à l'état émotionnel de chacun.

Pratiquer en duo avec votre enfant peut être bénéfique, en particulier s'il est inquiet ou stressé. Mais il peut être aussi agréable de faire du yoga en famille avec les frères et sœurs, ou encore en classe par petits groupes.

Les enfants apprécieront ces moments uniques et ludiques passés avec vous et avec Kika. La répétition régulière des postures dans le respect de l'ordre donné permettra leur intégration au quotidien, sans compétition ni recherche de perfection. Elles ne doivent pas être vécues par l'enfant comme une chose imposée mais comme un jeu.

N'hésitez pas à le laisser imiter une posture autant de fois qu'il le souhaite. Vous constaterez ainsi rapidement les effets bénéfiques du yoga, à la fois corporels et émotionnels.

Concernant la respiration, il est important que l'enfant ne bloque pas son souffle. Laissez-le inspirer et expirer à son rythme.

Quand pratiquer ?

Cet ouvrage est conçu pour que l'enfant puisse retourner vers les postures de Kika dès qu'il en ressent l'envie, que ce soit avant de partir pour l'école ou le centre de loisirs, avant de se rendre à un anniversaire, durant le week-end, en famille ou en vacances.

C'est à lui et à vous de ressentir à quel moment les postures peuvent être les plus favorables. Ainsi, si l'enfant a besoin de concentration à l'école, reportez-vous au chapitre vert (pages 20 à 29), ou bien au chapitre bleu (pages 40 à 47) s'il a besoin de se reposer après une longue journée.

Faites toujours suivre ces séances de 10 minutes environ par la lecture d'une histoire relaxante.

Où ?

Pour l'exercice des postures, vous pouvez pratiquer chez vous, dans la nature, à l'école, en salle de gym... Les enfants aiment bien préparer une petite mise en scène et imaginer leur propre « rituel » lié à la pratique. Il est conseillé que la séance de yoga s'effectue au calme ou bien au son d'une musique douce.

À propos des histoires relaxantes

Les petites relaxations finales doivent être lues à haute voix par un tiers (adulte, grand frère, grands-parents...). Elles peuvent être utilisées au terme de chaque séance courte, ou à tout moment de la journée. Par exemple durant un long trajet en avion ou en voiture, afin de calmer l'impatience de l'enfant.

Il est préférable que l'enfant soit allongé sur son tapis de yoga ou sur un lit. Vous pouvez choisir d'être accompagné par une musique apaisante. Adoptez une voix douce et un rythme aéré. Si c'est une journée très ensoleillée, fermez les rideaux de votre espace. Si c'est la tombée de la nuit, baissez l'intensité de la lumière. N'oubliez pas d'éteindre les appareils bruyants qui vous entourent. S'il fait un peu frais, proposez une couverture et un coussin à votre enfant.

Au moment de la lecture, plus vous serez calme et présent, plus l'enfant vivra l'histoire comme un moment de détente propice au rêve. L'important est la qualité du moment que vous allez passer avec lui. Et ne cherchez pas à lire exactement l'histoire énoncée : laissez-vous porter par le cadre du récit, et n'hésitez pas à le modifier en fonction des expériences et du vécu de l'enfant.

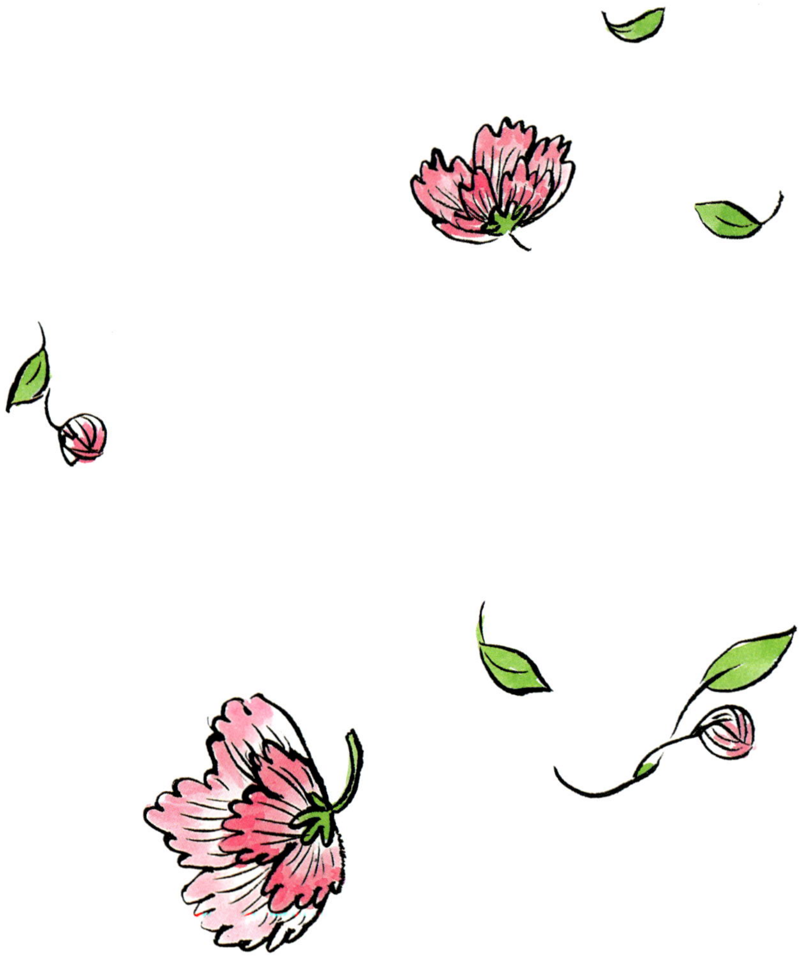

Cet ouvrage a été réalisé par les éditions Milan.

300, rue Léon-Joulin, 31101 Toulouse Cedex 9 – France

Loi 49.956 du 16.07.1949 sur les publications destinées à la jeunesse.
Dépôt légal : 3e trimestre 2015
ISBN : 978-2-7459-4857-1
Imprimé en Espagne par Novoprint

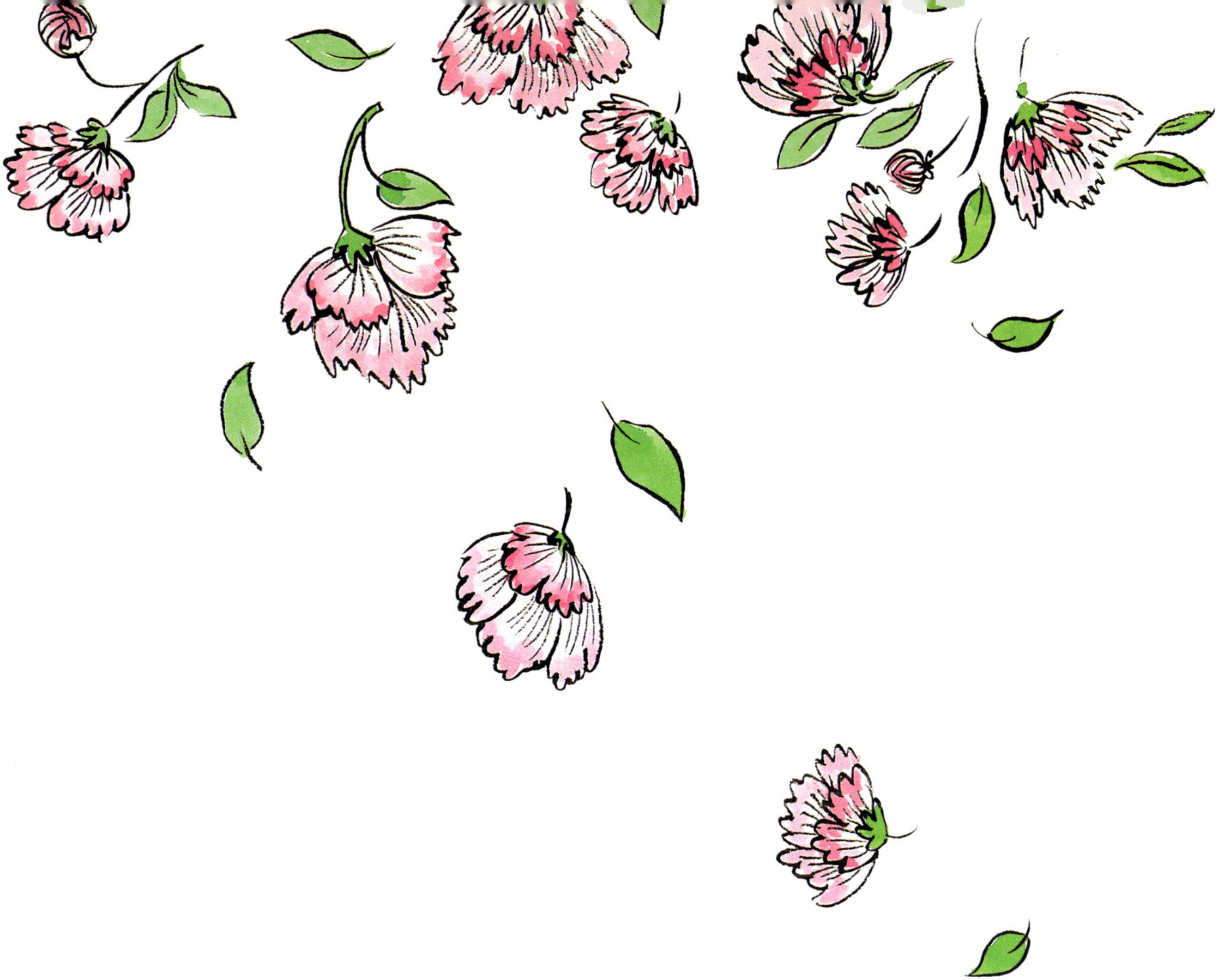

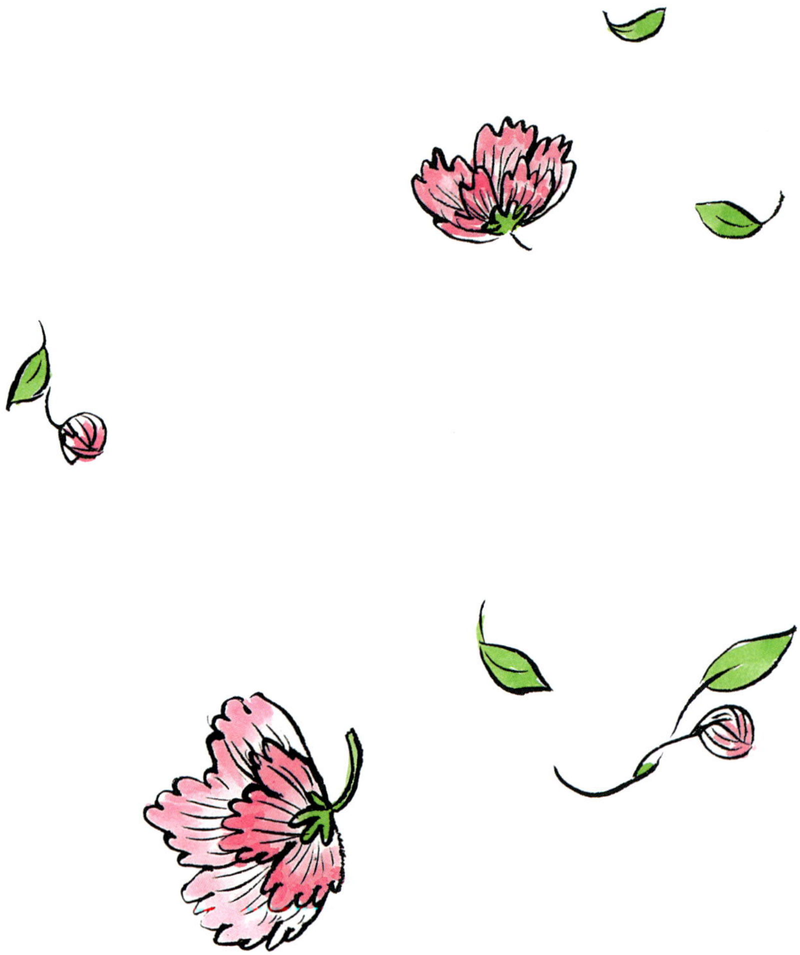